齐来增，京城四大名医孔伯华先生、施今墨先生再传弟子，毕业于北京中医学院，自 1971 年始从事中医临床治疗 50 余载，擅治温热病、湿热病、内科、男科、妇科杂病。

1984 年创始北京首家中医男科门诊；1992 年建立北京首家精子库并实施夫精人工授精（见《百年北京中医》）；1998—2002 年在美国皇家医科大学任中医教授，传授孔门、施门的学术思想与临床。曾任中国性学会中医性学专业委员会委员、北京中医学会男科专业委员会委员、美国国际医学会副会长、北京延昌燕京医学研究会副会长。

齐氏在男科理论上提出"从睾论治男性精子病为圭臬"的学术观点。认为肾藏精，睾丸能造化生殖之精，其质为阴，其用为阳；用以质为基，质为用之本；睾之阴精盈满则神机强，作强健，方有"伎巧出焉"之功能。

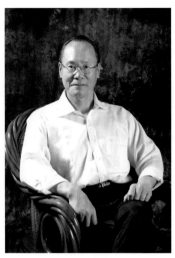

齐来增　教授

王耀堂（本名王庆华），中西医结合主任医师，青岛育仁中西医结合医院院长；京城四大名医之孔伯华、施今墨再传弟子齐来增教授的开门弟子；国际性医学会会员；亚太性医学会会员；欧洲性医学会会员；国际中华性健康研究会房室养生学专业委员会首届秘书长；美国东西方人类性学研究所研究员；北京延昌燕京国医学派文化研究会秘书长；中国性学会性教育专委会常务委员；《世界华人性健康杂志》《中国性学百科全书》编委；中国人民大学健康管理学院客座教授；中国民族医药学会男科分会常务理事；中华中医药学会男科分会委员。

主编、参编医学专著 21 部；发表论文及科普文章 100 余篇；荣获 9 项国家专利；前列腺 W 点愉悦保健及 ED 手疗发明人；2007 年 10 月在北京大学首届中美性治疗培训班期间，设计的阴茎外支架技术，受到了美国临床性学院 Wm.Granzig 院士的赞赏；2012 年 10 月在纽约全球华人心理与性健康国际学术会议上公开首创的"ED 手疗技术"；2016 年 11 月在北京中国性学会第十二届中医性学年会上演讲《慢性前列腺炎的五步创新疗法》；2017 年 5 月在捷克举办的第 23 届世界性健康大会演讲"性功能障碍新疗法"；2021 年 6 月 19 日主持召开《全国中医男科新论研讨会》；2021 年"前列腺 W 点按摩保健术"获得区 2020 年度卫生健康系统改革创新先进个人的荣誉；2022 年 11 月 15 日"前列腺微观辨证、按摩保健及 W 点愉悦术"荣选为"中华老字号"；2022 年其"仿乳腺炎治疗前列腺炎疗法"获非物质文化遗产项目。2022 年 11 月出版《男女养生古为今用》融古代房室养生、传统医学及现代性学于一体，首次披露国际流行的许多性治疗技术源于中国古代房室养生学；2023 年 3 月 31 日韩国釜山举办的19 届亚太性学大会上进行"前列腺 W 的愉悦研究"交流。2023 年 11 月 2－5 日参加在土耳其举办的第 26 届世界性健康大会，发表了《前列腺 W 点愉悦按摩》学术演讲，并被确认此项技术为世界首创。2023 年 12 月 15－17 日参加在迪拜举办的世界第 24 届性医学大会，再次确认了前列腺 W 点技术的国际地位，评价其与女性 G 点发现具有同等的意义。2023 年 10 月 17 日被国家卫健委确定为卫生健康技术推广传承应用项目前列腺调理康复技术传承人。2024 年 5 月参加在意大利举办的第 17 届欧洲性学联合会，并发表《从 G 点、P 点论证前列腺性高潮 W 点》的演讲。

擅长中西医结合治疗：前列腺疾病、性功能障碍、不孕不育症、男女及家庭性问题的辅导与治疗。

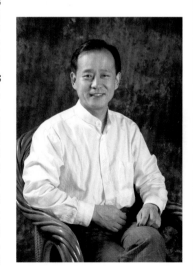

王耀堂　院长

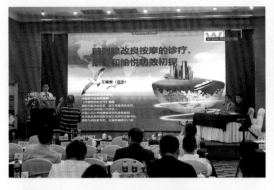

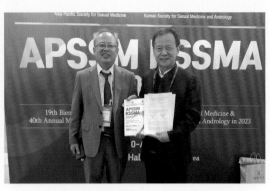

2023 年 5 月王耀堂在中国民族医药学会 2023 年男科学术大会第七届男科论坛演讲

2023 年 3 月王耀堂参加韩国第 19 届亚太性学会，与亚太性医学会会长、亚太阴茎手术学会会长文斗建教授合影

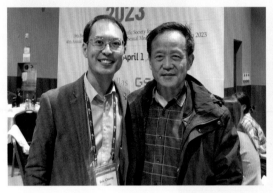

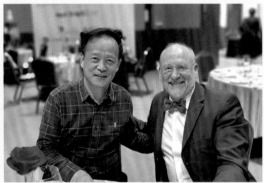

2023 年 3 月王耀堂参加韩国第 19 届亚太性学会，与澳大利亚和新西兰泌尿科外科学会 USANZ 男科组主席、澳大利亚布里斯班大学和墨尔本大学钟家祥教授交流合影

2023 年 3 月王耀堂参加韩国第 19 届亚太性学会，与国际性医学学会 2022—2024 年会长、加拿大伦敦西部大学泌尿外科、医学博士杰拉尔德布洛克教授交流合影

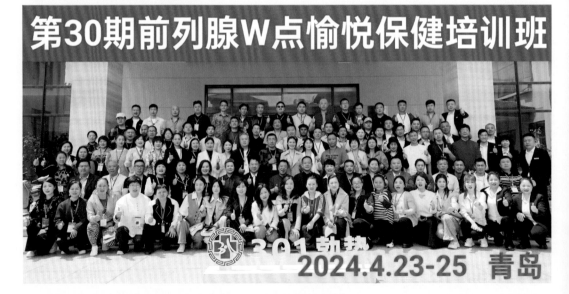

2024 年 4 月 23 日，第 30 期前列腺 W 点愉悦保健培训班

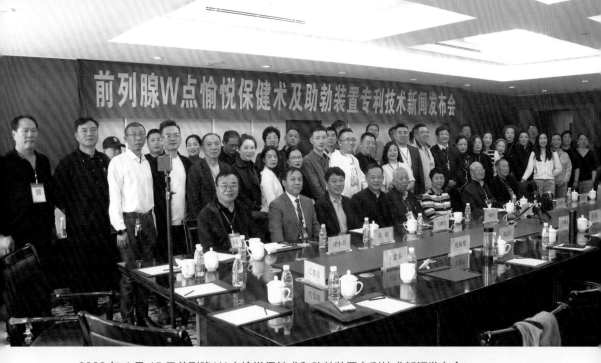

2023 年 4 月 15 日前列腺 W 点愉悦保健术和助勃装置专利技术新闻发布会

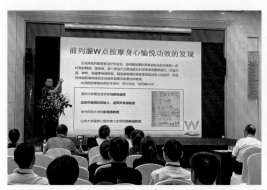

2023 年 8 月王耀堂在国际中华应用心理学研究会第五次会员代表大会暨第 19 次学术年会演讲

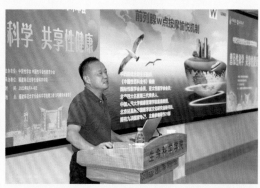

2023 年 8 月王耀堂在中国性学会性教育分会 2023 年学术年会演讲

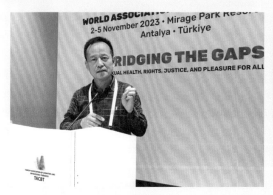

2023 年 11 月王耀堂参加土耳其第 26 届世界性健康大会发表演讲

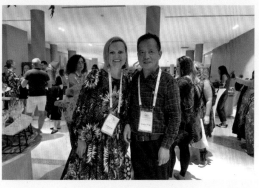

2023 年 11 月王耀堂参加土耳其第 26 届世界性健康大会，与第 26 届世界性健康大会主席合影

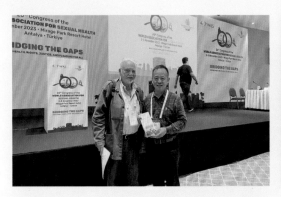

2023 年 11 月王耀堂参加土耳其第 26 届世界性健康协会大会，与世界性健康协会副主席合影

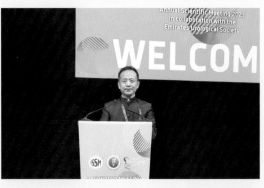

2023 年 12 月王耀堂参加迪拜第 24 届世界性医学大会分享学术成果

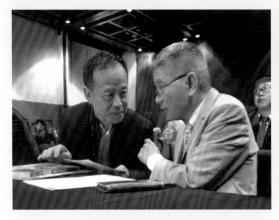

2023 年 12 月王耀堂参加迪拜第 24 届世界性医学大会，与国际性医学学会候选主席王润合影

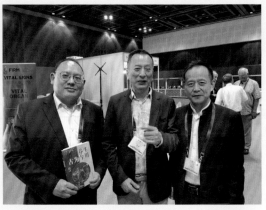

2023 年 12 月王耀堂参加迪拜第 24 届世界性医学大会，与台湾男性学暨性医学学会理事长蔡维恭（左）、台湾性医学学会会长简邦平（中）合影

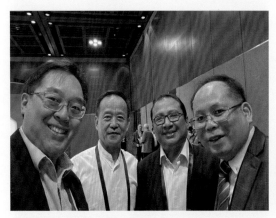

2023 年 12 月王耀堂参加迪拜第 24 届世界性医学大会，与新加坡国立大学医院男科教授李经政（左），DUNG MAI BA TIEN（勇迈巴天）医学博士、亚太性医学学会秘书长、VSSM（越南性医学学会）副会长、越南平丹医院男科主任（右一）喜索靖，印度尼西亚男科学教授（右二）合影

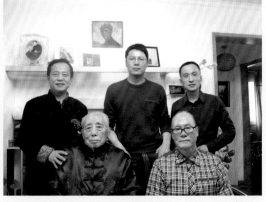

与齐来增恩师拜访生精细胞学专家、中日友好医院曹兴午教授（前排左）

生命之腺

——前列腺健康百问百答

齐来增 / 主审

王耀堂 / 主编

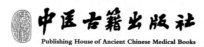

中医古籍出版社
Publishing House of Ancient Chinese Medical Books

图书在版编目（CIP）数据

生命之腺：前列腺健康百问百答 / 王耀堂主编.
—北京：中医古籍出版社，2024.5
ISBN 978-7-5152-2850-1

Ⅰ. R697-44

中国国家版本馆CIP数据核字第2024V3B228号

生命之腺——前列腺健康百问百答

王耀堂　主编

策划编辑　杜杰慧

责任编辑　于　佳

封面设计　蔡　慧

出版发行　中医古籍出版社

地　　址　北京市东城区东直门内南小街16号（100700）

电　　话　010-64089446（总编室）010-64002949（发行部）

网　　址　www.zhongyiguji.com.cn

印　　刷　廊坊市佳艺印务有限公司

开　　本　710mm×1000mm　1/16

印　　张　18　彩插4面

字　　数　244千字

版　　次　2024年5月第1版　2024年5月第1次印刷

书　　号　ISBN 978-7-5152-2850-1

定　　价　98.00元

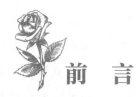

前　言

如果你问一个中年或老年男性：身体上的哪些变化最让人烦恼？他们的回答中，往往会有"尿频""尿急""尿不尽""起夜"这些字眼。

这听起来好像是泌尿系统的问题，但当这些男性去医院检查时，往往会发现：是男人的生命腺——前列腺出现了"故障"。

前列腺是男人特有的性腺器官，也是男人生殖系统中最大的附属性腺体，对男人的生殖功能、排尿有着至关重要的作用。前列腺是一个相当重要又非常脆弱的器官，怕挤、怕冷、怕醉、怕辣、怕烟、怕脏，男性在饮食、生活作息上稍不规律，前列腺就会"闹脾气"，前列腺疾病就会随之而来——轻则是前列腺炎，重则是前列腺增生，甚至前列腺癌。

数据显示，我国25～40岁的男性中，30%～40%患有不同程度的慢性前列腺炎，而将近一半的男性在一生中的某个时候都会受到前列腺炎的影响。前列腺炎发病率虽如此之高，但这个病并不会对生命构成直接威胁，因此很容易被忽视；前列腺炎又分三六九等，它的症状又与泌尿系统疾病特别相似，因此很容易被误诊，导致病情迁延不愈。

男性从40岁开始，前列腺就逐渐增生，年龄越大，前列腺的体积也会变得越来越大，这会导致尿频、夜尿增多等症状。数据显示，在我国50岁以上的中老年男性中，前列腺增生症的发病率大约是在50%，60岁以上的发病率为60%，80岁以后则高达80%。

在全球中老年男性的恶性肿瘤中，前列腺癌的发病率排到了第2位，是美国男性发病率第 1 位、死亡率第 2 位的恶性肿瘤。虽然我国的前列腺癌发病率较世界水平稍低，仅排在第 6 位，但最近 10 年的发病率却在逐年增长，尤其是大城市的发病率增长速度几乎是小城市的 4 倍。此外，我国前列腺癌患者的 5 年生存率也与欧美等发达国家存在较大差距：美国的 5 年生存率有 90% ~ 100%，其中 95% 的患者都是早期患者；而我国仅有 69%，其中 50% ~ 60% 的人群发现病症时就已经到了晚期转移阶段，早期患者只有不到 40%。

作为一名男科医生，我见过太多饱受前列腺疾病折磨的患者，对他们的痛苦深有感触。有的患者因为前列腺炎影响性功能，导致性生活不畅，被妻子怀疑出轨，闹得家里鸡飞狗跳；有的患者因为前列腺炎导致生育障碍，最后夫妻关系失和，以离婚收场；有的患者辛苦了一辈子，终于等到退休了，打算好好休息，颐养天年，结果却查出了前列腺癌，手术和化疗让他们痛不欲生。因为前列腺疾病引发的家庭悲剧，我见的太多太多。我每每在想：如果他们早点了解前列腺的重要性，提前预防，早做检查，或许就不会走到如今这个烦恼的境地了吧！出于这个目的，我萌生了组织专家编写一本前列腺健康知识手册的想法，希望帮助每个男性朋友认识前列腺，保卫自己的前列腺健康。

我从事前列腺疾病的临床研究工作已经整整 33 年了，对我国前列腺疾病的研究发展比较熟悉。一开始，大家对前列腺都不太了解，有些人甚至把"前列腺"读成了"前列泉"。20 世纪 90 年代初，我有幸跟随北京中医男科创始人，北京四大名医孔伯华、施今墨再传弟子齐来增教授学习，接触到了大量的全国各地前列腺疾病的求医者。那时候关于前列腺的书籍特别少，资料都零零碎碎地散落在一些医学专业的报纸杂志中，我便到处找这些报纸杂志，一篇一篇地剪下来，收集了好几个册子。

我清楚地记得那个时候与恩师探讨发明一种新式自行车座，从而缓解传统自行车座对前列腺的压迫。

33 年来，我一边不断研读前列腺的最新研究资料，一边在临床上不断摸索，总结出了 5 个新的发现。

第一个发现，是蹲式排尿对前列腺的好处。

20 世纪八九十年代，世界医学家有个公认的观点，尿液逆流是前列腺炎发病或复发的重要因素，其中前列腺的钙化成分与尿液成分一致。那么怎样才能减少尿液逆流对前列腺的刺激？我突发奇想，男性朋友能否也像女性那样蹲式排尿呢？

蹲式排尿增强了周围肌肉群对膀胱和前列腺的挤压作用，减少了残尿，还有利于前列腺液的引流。尿液逆流减轻，减少了对前列腺的刺激，从而达到有效预防和治疗前列腺炎的目的。我总结了一篇《蹲式行为排尿对慢性前列腺炎的意义（附 200 例报告）》论文，发表在《中国性科学》杂志 2007 年第 1 期，得到了国内许多医学专家的认可，如北京中医药大学博士生导师李曰庆教授在其论文中引用、清华大学玉泉医院著名性学家马晓年教授在博客中进行了推荐。国内外的报纸杂志也纷纷转载我的这个发现，2015 年《扬子晚报》还设专刊热点讨论。

第二个发现，改良了前列腺按摩的手法，发现了 W 点康复愉悦保健术。

我在多年的临床实践中总结出一套独创的前列腺按摩手法，让前列腺液的取得更加便捷有效，还能使患者减轻痛苦，相较教科书上的方法，减少了次数，增加了效果，而且，我发现百余例患者在按摩的过程中出现愉悦现象，其按摩路径类似 W，故命名为前列腺 W 点按摩保健术。打破了国外研究颇多的前列腺高潮 P 点模糊的概念，同时还具有改善前列腺的症状、促进勃起功能的疗效。2023 年我分别参加了在韩国举办的19 届亚洲性医学大会、在土耳其举办的第 26 届世界性健康大会、在迪拜举办的第 24 届世界性医学大会，并进行了演讲交流，近百个国家的专家学者认为其属世界首创。2024 年 5 月被第 17 届欧洲性学联合会邀请演讲"从 G 点、P 点论证前列腺 W 点新发现"。

第三个发现，是前列腺炎与乳腺炎的异病同治。

前列腺是西医的叫法，因此前列腺疾病也多采用西医的消炎药治疗，但疗效甚微。在 20 世纪 90 年代初我曾尝试采取前列腺局部注射、经输精管注射药物的方法治疗前列腺炎及合并的精囊炎，数百例患者忍受着巨大的心身痛苦，但疗效甚微，最后以失败告终，每每想起此事，总有深深自责，感觉对不起那些求医者。不过现在出版的专著中竟然还有这种方法的介绍。

前列腺内部有 15 ~ 30 个腺管，前列腺发炎是因为腺管内充满了炎性细胞，局部注射不一定打到感染的腺管内，说不定好的腺管"中枪"，存有较大的盲目性。而且注射会产生硬结，不仅没能有效地消除炎症，反而增加了患者的痛苦。中国中医科学院广安门医院著名中西医男科专家贾金铭教授、北京大学第三临床医院泌尿外科杨文质教授，以及我的恩师齐来增教授都反对"局部注射"。医学界也在不断探索新的有效方法。

中医有个概念叫"异病同治"，就是指不同的疾病在其发展过程中出现了相同的病机，因此可以采用同一方法治疗的法则。齐来增教授就是从"胞宫"这个角度来治疗前列腺疾病。于是我突发奇想：乳腺和前列腺都由腺管组成，这些腺管都有分泌功能，都受到激素的调控，都参与性活动，从流行病学上讲都有炎症、增生、肿瘤，患前列腺癌时前列腺特异抗原（PSA）升高，患乳腺癌时 PSA 也高；从中医角度看都属于肝经，那么是不是可以采用治疗乳腺炎的方法来治疗前列腺炎呢？中医对乳腺疾病的认识和研究已经有几千年历史，《黄帝内经》就有乳腺疾病的相关记载，历朝历代对此的论述及治法繁多。经过临床上的多番尝试，我的这个想法被验证了。国外的一些医学研究也证实了这点：西班牙癌症研究中心前列腺癌临床研究部的一项研究显示，侵略性前列腺癌与乳腺癌易感基因——BRCA2（乳腺癌 2 号基因）突变有关，有前列腺癌家族史的女性患乳腺癌的相对危险度高出 14%，而有直系亲属患乳腺癌的男性患前列腺癌的风险也更高。我的这一观点，于 2019 年 4 月 24 日在《健康报》中医导刊发表，文章名为《治疗前列腺炎用点异病同治的思路》。2021年6月19日在我主办的中医男科新论学术会议上，河北省中医院男科主任李波教授对该观点赞扬有加。

第四个发现，是尿蛋白与前列腺炎的关系。

在目前的临床检测中，如果发现患者的尿液中有尿蛋白，一般都怀疑是隐匿性肾炎。我的一个患者申先生就被3家三甲医院诊断为隐匿性肾炎12年，看过许多医生，试过各种治疗，效果都不太理想，状况时好时坏。淄博某医院告诉他将来可能还要肾透析，最多能活10年，这让他夜不能寐。后来他经朋友介绍找到我治疗，在对他进行一番细致的检查后，我发现他有慢性前列腺炎，经过3个月的治疗后，其症状基本消失了。至今五六年，身体状况良好，其妻子还生了二胎。另一个患者扬州的曹先生也是隐匿性肾炎。在当地医院用激素治疗2年也没明显效果，还吃成了"满月脸"，后来因为不育症来找我治疗，也被我发现患有前列腺炎，治好前列腺炎后隐匿性肾炎的那些症状也没了，并且其妻子很快就怀孕了，在这三五年中他介绍了不少患者前来就医。这样的例子有200多例了。前列腺液每天静态分泌0.5～2毫升，当发炎时炎性细胞增多，可以随尿排出，如果查体往往会发现尿中有蛋白，临床医生往往怀疑是肾病，当进一步检查肾时，却没有实质性损害，肾功能正常，而对于"蛋白"何降，缺乏对前列腺炎的研究只得让肾背个"隐匿性"的黑锅，让千万个患者迷失方向，四处求医，增加了心理与经济负担。因此，我认为"隐匿性肾炎"有可能是个世界"伪命题"。

第五个发现，前列腺液常规化验中有大量白细胞、脓细胞伴有尿道痒痛与支原体、衣原体存有关系。

在久治不愈的慢性前列腺炎群体中，发现病因病原菌至关重要，比如前列腺的真菌感染，有些患者自诉用了"一火车"的消炎药都没有管用，反而适得其反。我在临床上特别注重亲自查体及按摩前列腺，发现凡是前列腺液常规化验有大量白细胞、脓细胞的患者，按摩时疼痛不适都很明显，而且质地较韧，取液相对不易，流出缓慢，比较黏稠，偏浑浊，有拉丝现象；尿道口发红居多，追问往往有冶游史，而且没有明显的"非淋菌性尿道炎"症状，偶有一过性痒或疼，未引起重视；进一步检查培养，约有70%伴有支原体感染，大量炎性细胞、尿道痒痛、支原体成为新型的三角关系。看到大量炎性细胞的化验单时，我就问患者是否还有偶发一过性痒或者疼，患者往往会说："是的，你要不问我，还想不起来。"这样我就会建议他们做个支原体培养，同时建议他们夫妻同查同治。

我的几个不成熟的观点，有的已在国内核心期刊发表，有的在国内外学术会议上进行了发表或演讲，但还需在临床工作中继续探索，也希望能与科研院所、养生机构合作，共同为前列腺病患者带来康复。

在编写这本书的过程中，我得到了许多中西医男科专家的支持，尤其是我的恩师齐来增教授、师叔王均贵院长、山西医科大学第一医院徐计秀教授的多次指导，我的同门师弟于文俊博士编写了"体质学与前列腺疾病的关系"一节，这是对前列腺的新认识，对养生保健有积极的意义。青岛育仁医院检验科陈国平采集了大量的前列腺液图像；庞伟、霍旭蕾收集整理了前列腺方面的医学资料；我的女儿王文汝是中医学研究生、弟子张东林是山东中医药大学的本科生，也从中医养生角度参与了本书的编写整理，山西医科大学的徐宁等几位编委都为书稿的成形付出了艰辛的努力，使得本书丰富多彩，具有科普性、可读性。另外，本书参考了很多老前辈、同道老师的一些研究心得，在此一并表示感谢！

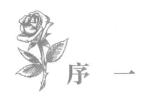

序 一

　　王耀堂院长以其深厚的医学背景和丰富的临床经验，对前列腺疾病进行了深入的研究和探索。

　　他的新书《生命之腺——前列腺健康百问百答》无疑是一部为公众提供前列腺健康知识的重要著作。

　　该书以通俗易懂的语言，全面、系统地介绍了前列腺的基础知识，包括前列腺的位置、功能、结构等。然后，详细阐述了前列腺炎、前列腺增生和前列腺癌等常见疾病的病因、症状、诊断和治疗方法，使读者对这些疾病有了全面而深入的了解。

　　此外，该书还特别介绍了前列腺W点按摩的方法和技巧，这是一种非常有效的前列腺保健方法。通过按摩前列腺的特定部位，可以促进血液循环，缓解前列腺炎和前列腺增生的症状，提高前列腺的健康水平。

　　我与王院长的交往已有多年，对他的专业精神和人格魅力深感敬佩。他的这本书不仅是一本专业的医学著作，更是一本充满人文关怀的"健康手册"。我相信，无论是医生还是普通读者，都能从这本书中获益良多。

　　在此，我衷心推荐《生命之腺——前列腺健康百问百答》给所有关心前列腺健康的朋友们。让我们一起学习、了解、保护我们的前列腺，享受健康的生活。

　　　　　　　　　　——中国非公立医疗机构协会男科专业委员会主任委员

北京大学第一临床医院男科中心主任医师　袁亦铭博士

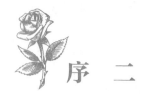

序 二

认识王耀堂院长二十多年了，深知他对前列腺疾病颇有研究，有独到见解，早闻他有意就此方面著书立说，今天终于看到《生命之腺——前列腺健康百问百答》成书。我认为这部著作浅显易懂，表述新颖，在结构上另辟蹊径，在观点上独树一帜。尤其是王院长近几年来多次举办全国前列腺疾病新进展培训班，并在专业学术杂志上和国内外学术会议上交流前列腺W点按摩保健的研究等内容，学术创新发展方面受到了同行专家的认可和好评，为本书在内容上锦上添花。本书既介绍了男科学的相关基础知识，又讲到了前列腺疾病的诊治原则。既对广大男性朋友起到了易学易懂的作用，又对医务工作者起到了临床实用、开拓思维、事半功倍的效果，是一部很好的医学科普佳作。

——山西医科大学第一医院　主任医师　徐计秀教授

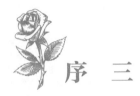

序 三

  我和耀堂相识始于 20 世纪 90 年代，当时他正在北京崇文中医医院男科，师从我的师兄齐来增教授。二十余年来，我眼看着这个山东小伙在中医界脚踏实地，勤奋耕耘；求知不止，立意创新；撷采众长，硕果累累。他发表的论文及科普百多篇，出书二十余本，尤其是这本《生命之腺——前列腺健康百问百答》，内容丰富，中西合璧，思路独特。特别是他发明的前列腺 W 点按摩保健术，不仅使人愉悦，更使许多男性性功能障碍和前列腺疾病患者的病情得到了极大改善，这实在是天下男士们的福音。中医对于前列腺的认识不到 50 年，作为一名中医大夫，我也在不断学习补充前列腺的知识，随着时间的延伸，人们对于前列腺的认识一定会更加清晰，治疗手段会更加有效。耀堂的这本《生命之腺——前列腺健康百问百答》不仅仅是一本科普读物，他的一些创新性观点对中医临床治疗也是大有裨益。《生命之腺——前列腺健康百问百答》是广大男性患者和医师的良师益友！这是一本求真务实的好书，百姓读得懂，医生用得着。

——北京宣武中医医院原院长　王均贵

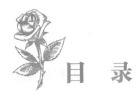

目 录

第一章　了解你的前列腺

第二章　五花八门的前列腺炎

第三章　避无可避的前列腺增生

第四章　不易察觉的前列腺癌

第五章　不一样的前列腺 W 点按摩

第一章　了解你的前列腺

第一节　什么是前列腺

前列腺是什么器官

患者提问：

我今年 40 岁，最近参加公司组织的体检时，被体检医生告知前列腺稍大，问我有没有小便滴答费力，我当时就懵了，前列腺是什么玩意儿？每个人都有前列腺吗？

医生答疑：

前列腺不是每个人都有的器官，而是男人特有的一个性腺器官，也是男人生殖系统中最大的附属性腺体，对男人的生殖功能、排尿有着至关重要的作用。

和心、肝、脾、肺、肾等人体的其他器官相比较，前列腺真的是一个很不起眼的小不点，因此很容易被人忽视，但它的炎症或增生可导致很多男人生活质量下降，甚至影响其性功能和生育能力。

在男人的一生中，前列腺的问题就像感冒一样常见。青年时大多是前列腺炎，中年时大多是前列腺增生，到了老年前列腺肿瘤比例就高，而且这 3 种疾病可以交叉，成为"男言之隐"。一般说来，男人 40 岁是个分水岭，之前多是前列腺炎，之后前列腺开始增生，同时也可能并发感染。近年来，前列腺肿瘤有日益年轻化的趋势。

在男人的性和生育方面，前列腺有着"翻手为云，覆手为雨"的权力：它要是舒服了，就能让男人享受到其乐无穷的愉悦感；它要是感觉不痛快，就会带给男人无穷无尽的麻烦和痛苦，有的患者前列腺炎长达20年迁延难愈。所以，保护自己的前列腺，竭尽所能地让它舒服、让它高兴，是每个男人必修课。

前列腺是西医的叫法，中医里没有"炎""增生"的病名，但有很多前列腺相关病症的描述，比如中医所说的"淋浊""癃闭"等。小便不利，点滴而短少，病势较缓者，称为"癃"；小便闭塞，点滴不通，病势较急者，称为"闭"。癃和闭虽然有区别，但都是指排尿困难，只是有程度上的不同，因此多合称为"癃闭"。

被称为"医之始祖"的《黄帝内经》，对癃闭这种病症的病理、病因、病机等都做了比较详细的论述，指出癃闭的病位主要在于膀胱，为三焦有热邪聚集，从而导致气化不利，与肺、脾、肝、肾、督脉都有关系，因此辨证论治至关重要。

前列腺在人体的哪个部位

患者提问：

总是听医生说前列腺有多重要，但前列腺到底在人体的哪个位置啊？

医生答疑：

前列腺之所以容易被人忽视，就是因为它的位置十分隐秘，它藏在骨盆腔下部，在膀胱和尿生殖膈之间，包绕尿道的起始部。

前列腺分为底、体、尖三部分，底朝上、尖朝下。前列腺底部中央稍凹陷，上接膀胱颈；前列腺尖部细小，抵于尿生殖膈上筋膜；底、尖两部之间为前列腺体部。

前列腺的前方是耻骨联合，后面是直肠，距肛门也就 3～5 厘米，处于男性盆腔脏器的核心位置。

前列腺的腺体被尿道贯穿，贯穿前列腺的尿道因此被称为尿道前列腺部，并与射精管相连。前列腺下方的尿道外括约肌，则承担着防止尿液外溢的作用。可以说，前列腺扼守着尿道上口，所以，前列腺有问题，排尿首先受到影响。

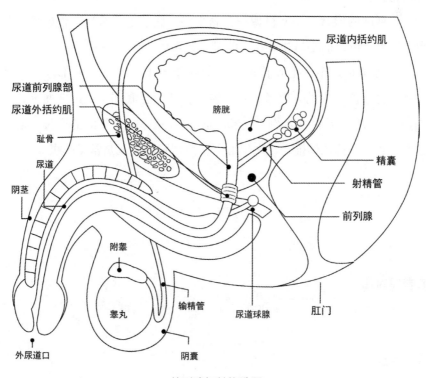

前列腺相关构造图

前列腺正常体积是多大

患者提问：

听人说前列腺和板栗大小差不多，但板栗有大有小，那前列腺大小也因人而异吗？据说前列腺会随着年龄的增长而增大，是这样吗？

医生答疑：

前列腺的形状，确实很像一个扁平的、底朝下的板栗，但颜色不是板栗那种栗色，而是呈淡红色，略带点儿灰色。

前列腺的大小，也和普通大小的板栗差不多，宽（底部横径，从一侧至另一侧）大约 4 厘米，长（纵径，从尖至底部）大约 3 厘米，厚（前后径，从前至后）大约 2 厘米，重约 20 克。随着年龄的增长，前列腺也会老化，就像颈椎一样发生增生，前列腺增大就是常见的事。

前列腺由哪几个部分组成

患者提问：

前列腺那么小，还会像其他器官一样分成几个部分吗？

医生答疑：

关于前列腺的组成部分，主要有分叶、分区两种方法。

分叶，就是把前列腺分为 5 个叶：前叶、中叶、后叶、左侧叶、右侧叶。

前叶很小，位于尿道前方、左右侧叶之间，在临床上无重要意义。

中叶位于尿道后方，左右两个侧叶和射精管之间，是射精管及尿道之间的腺体组织，呈楔形，就像是两峰相峙的峡谷，因此中叶也称前列腺峡。老年男性易患的前列腺增生，就是中叶这个部分增生。轻者将尿道口后面的膀胱三角下角处的黏膜顶起来，形成膀胱悬雍垂，重者像活瓣一样阻挡住尿道内口，压迫尿道，导致排尿困难。

后叶位于尿道、中叶和两侧叶的后方，射精管的后下方。后叶增生的概率没有中叶大，但一旦增大，就容易导致尿路梗阻，甚至引起尿潴留。

侧叶紧贴尿道侧壁，位于后叶侧部前方、前叶和中叶的两侧，左右各1个。医生在进行直肠指诊时，能够摸到前列腺背部中央有个纵行的浅沟，这道浅沟的两侧就是左右两个侧叶。不过，如果前列腺发生炎症，这道浅沟就会变浅，就可能摸不出来了。

用肉眼看，前列腺各叶之间并无明显界线，因此这种分叶方法对临床的意义不大，于是就有了分区的方法。

分区，是把前列腺组织分成两部分：腺体和纤维肌肉基质。

腺体占整个前列腺的70%，由15 ~ 30个腺管以及30 ~ 50个分支管状腺构成，每个腺体都有1个导管，而且相邻的导管互相沟通汇合。

纤维肌肉基质占前列腺的30%，是腺体组织的支架，伸入腺体形成隔离支架，支撑着腺管，让腺管能够独立地制造并分泌前列腺液。

20世纪60年代，一位叫麦克内尔的医学家在对婴儿和成人的前列腺进行切片并反复观察后将前列腺分成4个不同的区域，其中最大一部分就是前列腺的肌肉纤维和非腺体区，其余的腺体区则分为3个带：周围带、中央带和移行带。

周围带占前列腺腺体的70%，呈漏斗形，在远端构成前列腺的尖部，在上端呈开放状，与楔形的中央带远端连接，导管开放在远端前列腺部尿道。前列腺的侧部、后部都由周围带组成。研究发现，前列腺癌

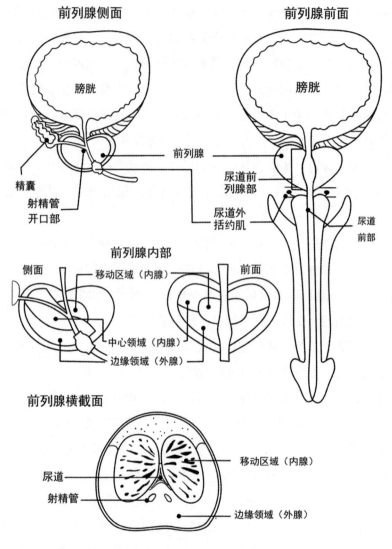

前列腺的结构

主要起源于周围带，也有极少数起源于中央带。

中央带占前列腺腺体的 25%，呈楔形，包绕射精管，尖部位于精阜，底部紧贴膀胱颈部。良性前列腺增生主要发生在中央带。

移行带则仅占前列腺腺体的 5% ～ 10%，由 2 个独立的分叶组成，导管从尿道后壁的后侧隐窝离开，紧邻尿道角和前列腺括约肌的下缘。

在组织切片上，前列腺可分为 2 个明显的腺组，即外腺组和内腺组，两组腺之间有一层肌纤维组织。外腺组较大，构成前列腺的主体部分，包含分支腺和主腺；内腺组集中在尿道黏膜和黏膜下层，分为黏膜腺和黏膜下腺。黏膜腺环绕在尿道前列腺部的周围，黏膜下腺位于黏膜腺和肌纤维组织膈之间。

前列腺被哪三层被膜包裹

患者提问：

我丈夫去医院做 B 超检查，其中一项检查结果是"前列腺被膜粗糙"，请问前列腺被膜是怎么一回事？

医生答疑：

前列腺被膜，就是前列腺表面的一层膜。它由结缔组织与平滑肌构成，包裹着整个前列腺。被膜中的结缔组织与平滑肌伸入前列腺内部，将前列腺分成若干个小叶，形成腺组织周围的基质。腺组织由 30 ~ 50 个腺泡组成，基质对腺组织起支持作用，基质中的血管提供腺泡与血中的物质交换，平滑肌的收缩可促进分泌物的排出。

前列腺被膜自内而外可分为三层：

1. 含有丰富静脉和疏松结缔组织的血管层。

2. 纤维层。

3. 与前列腺组织的大量肌肉纤维相连的肌层。

这三层被膜组织，就是临床上常常提到的影响药物吸收的结构基础。前列腺被膜就好像是一道屏障，对前列腺有保护意义，但它也使得有治疗作用的药物难以进入腺体组织，导致治疗困难。

前列腺包膜与前列腺被膜是一回事吗

患者提问：

前列腺包膜与前列腺被膜是一回事吗？

医生答疑：

前列腺的包膜只是前列腺被膜的一部分，前列腺被膜包括包膜、筋膜、肌层三部分。

前列腺包膜，是前列腺表面的一层薄而致密的固有包膜，也称为真被膜，由平滑肌纤维和结缔组织构成，是腺体本身的一部分，与尿道周围的肌肉相连，并向腺体深部发出许多小隔，将前列腺分成无数个小叶。

前列腺包膜的外面还有一层筋膜包绕，就是前列腺鞘，也称假被膜，由盆筋膜增厚的脏层构成。前列腺前面的筋膜增厚形成耻骨前列腺韧带，与耻骨联合筋膜相连，对前列腺起固定作用；后面的筋膜与直肠膀胱筋膜相连，两侧的筋膜则与膀胱后韧带相连。

谁负责前列腺的血液供应

患者提问：

前列腺里有血管吗？就是联通全身的那种血管，比如毛细血管。

医生答疑：

前列腺内部当然有血管，营养和药物就是通过这些血管输入前列腺内部的。前列腺的血液供应，来自膀胱下动脉、直肠下动脉和阴部内动脉3条动脉，但主要血液供应来自膀胱下动脉的前列腺分支。

膀胱下动脉是髂内动脉的分支，在膀胱的外侧面，膀胱和前列腺交界处，分为前列腺包膜动脉和尿道前列腺动脉。前列腺包膜动脉经前列腺动脉丛，沿着前列腺后外侧面下行。尿道前列腺动脉则从膀胱与前列腺的结合部分后外侧5点钟和7点钟之间的部位，分别进入腺体，沿着靠近尿道的前列腺组织下行，供应深部前列腺和尿道周围的腺组织，还发出分支供应膀胱颈部。

前列腺周围的静脉也不少，基本来自阴茎背部静脉，在前列腺的前面和真假被膜之间形成前列腺静脉丛，接受前列腺实质的静脉回流，并与会阴、下肢和脊椎的静脉回流有广泛的交通。

前列腺癌在骨转移时，往往首先表现为骶骨、腰椎和髂骨转移，就是因为前列腺静脉丛与椎内静脉及髂骨的静脉有交通支流。

此外，前列腺癌之所以会引起肝转移，也是因为前列腺静脉与直肠静脉丛有吻合，因而可以通过直肠上静脉引流到门静脉系（包括肝门静脉和垂体门静脉），进而对肝脏造成损害。

前列腺有什么功能

患者提问：

我最近总是感到尿频、尿急，小腹隐隐地坠痛，到医院一检查，说我是前列腺炎。医生说如果不及时治疗，就会影响生育，前列腺还掌管生育功能呀？

医生答疑：

前列腺作为男人的一个重要性腺器官，不仅具有外分泌功能和内分泌功能，还有负责控制排尿和控制射精的功能。

1. 外分泌功能

前列腺是男性最大的附属性腺，也是一个外分泌腺，它分泌的前列腺液是精液的重要组成成分——占精液的 25% ~ 33%，参与精液的凝固与液化过程，提供精子生存所需的营养物质，还提供一些抗男性尿路感染的物质。

2. 内分泌功能

前列腺组织内含有丰富的 5α – 还原酶，可将睾丸产生的雄激素睾酮转化为更有生理活性的双氢睾酮（DHT），从而调节垂体的功能，抑制垂体内泌乳素的含量和分泌。医学研究认为，双氢睾酮在良性前列腺增生症和前列腺癌的发病过程中起重要促进作用，所以只要阻断 5α – 还原酶，抑制双氢睾酮产生，就能使增生的前列腺组织萎缩。

3. 控制排尿功能

前列腺包绕尿道，膀胱颈部的平滑肌深入前列腺实质形成前列腺前括约肌，参与排尿控制。发生排尿冲动时，伴随着逼尿肌的收缩，内括约肌则松弛，使排尿顺利进行。

4. 控制射精功能

前列腺内部有尿道和两条射精管穿过，射精时，前列腺和精囊腺的肌肉收缩，可使前列腺部尿道的近侧部分闭合，防止精液反流到膀胱内，同时将精囊液、前列腺腺泡和腺管内的前列腺液及输精管内的内容物经射精管输入前列腺部尿道，进而排出体外。

当前列腺发炎时，会对排尿及射精有一定的影响，最重要的是分泌的液体会发生改变，导致 pH 值降低。而前列腺液中的病原微生物会消耗其营养，有些会附着在精子上面，影响精子运动，也会影响液化酶的分泌，使精液不液化或黏稠，还会产生抗精子抗体等，这些都会不同程度地影响生育。

前列腺大小和年龄有什么关系

患者提问：

听说只有老年男性才会前列腺增生，这是为什么呢？

医生答疑：

在男人的一生中，前列腺的大小随着年龄的变化而变化，大多随着年龄的增长而增大。

在 10 岁以前，前列腺还没有开始发育，腺体主要由肌肉组织和结缔组织构成，没有真正的腺管，仅有胚芽，因此很小。到 10 岁左右，前列腺就开始发育了：在胚芽的基础上，腺上皮细胞开始增多，形成腺管。到青春期的时候，睾丸开始发育，前列腺腺管也就随之迅速发育成腺泡，间质也开始增多，这时的前列腺大小是幼年时的 2 倍多。到 24 岁左右，前列腺的发育达到高峰。到 30 岁左右，前列腺的上皮细胞向腺泡内折叠，使腺泡结构复杂化。从 45 岁至 50 岁开始，折叠于腺泡内的上皮组织开始消失，整个前列腺开始退化，但位于尿道周围的腺体却开始增生，并压迫外周的前列腺组织，使之萎缩，最终形成所谓的"外科包膜"，前列腺增生的毛病也就随之而来。到 70 岁以后，前列腺增生的速度开始变慢，甚至停止增长，因此老年患者在做前列腺电切手术时根本没必要担心复发的问题。

前列腺液含有哪些成分

患者提问：

每次与老婆亲热时，我的尿道口都会不断流出透明液体，这是前列腺液吗？前列腺液的成分是什么？

医生答疑：

很多人都会有这样的误解，因为很多三甲医院的专家也都解释成前列腺液。其实这是男性在兴奋时，尿道球腺分泌的尿道球腺液，并非前列腺液，这是正常的生理现象，多见于青壮年，无须担心。

那尿道球腺液和前列腺液如何区分呢？尿道球腺液是性冲动初期分泌的，具有引导和束缚精子的作用，可促进精子与卵子的结合，无色透明，如鸡蛋清样，稍黏可拉丝，显微镜下观察可见羊齿植物叶状样晶体；而前列腺液要经过挤压才可以从尿道流出，淡乳白或灰白色，显微镜下观察可见满视野的卵磷脂小体，如满天繁星。

如果分泌物浑浊，伴有尿痛、尿不尽、尿频等症状，就要考虑是否患有尿道炎或前列腺炎，应尽快去医院检查。

前列腺液，顾名思义，就是前列腺分泌的，其分泌是受雄性激素调控的，每天的分泌量在 0.5 ~ 2 毫升之间，呈微弱酸性，pH 值在 6.4 ~ 7.0 之间。作为精液的重要组成部分，前列腺液约占射出精液量的 30%。

前列腺液中含有盐类和大量的水，以及高浓度的锌离子、酸性磷酸酶、蛋白水解酶、纤维蛋白溶解酶、精胺、脂族多肽等物质，蛋白质的含量很少。

其中，蛋白水解酶和纤维蛋白酶主要起促进精液液化的作用，枸橼酸和磷酸酶（包括酸性磷酸酶和碱性磷酸酶）则有助于判断前列腺功能及有无癌变和转移。

什么是 EPS 检查

患者提问：

我听说去医院检查是否患有前列腺炎时，都要做一个 EPS 检查，这个检查有什么作用？

医生答疑：

要判断前列腺是否有炎症、结石、肿瘤、肥大等问题，就需要进行前列腺液常规检查，也称 EPS 检查。前列腺液常规检查，是指对前列腺液进行外观检查和显微镜检查。

1. 外观检查

正常的前列腺液呈淡乳白色，如果呈黄色混浊或脓性黏稠，就可能是患有前列腺炎，如果带血就有患前列腺炎、前列腺结核、前列腺结石或前列腺癌的可能。

2. 显微镜检查

主要是检查有无白细胞、红细胞、卵磷脂小体和滴虫、精子、肿瘤细胞（需染色检查）、淀粉样体，以及有无细菌。正常的前列腺液显微镜检查结果是：

（1）白细胞（WBC）：低于 10 个 /HPF。

（2）红细胞（RBC）：低于 5 个 /HPF。

（3）卵磷脂小体：较多或满视野。

（4）精子：前列腺按摩时，因精囊受挤压可见。

（5）颗粒细胞、淀粉样体：老年人可检出前列腺颗粒细胞和淀粉样体。

3.pH 值

前列腺液 pH 值文献上为 5.3 ～ 7.0，中日友好医院曹兴午教授长期研究正常 pH 值为 6.4 ～ 7.0。前列腺液 pH 值较低时，卵磷脂小体的检出量较高；pH 值偏高时，卵磷脂小体的检出量较少。所以，测定 pH 值，对前列腺疾病的临床诊断也有重要意义。

前列腺液有什么作用

患者提问：

听说前列腺液是精液的重要组成部分，那它应该对男性的生育功能也有很大的影响吧？除了影响男性的生育，它还有其他作用吗？

医生答疑：

前列腺液作为精液的重要组成部分，对男性的生育功能来说有着至关重要的影响。

首先，它能促进受精卵的形成。前列腺液中含有蛋白分解酶和纤维蛋白溶解酶，这两种分解酶可以帮助精子穿过重重屏障，通过子宫颈内的黏液屏障和卵细胞的透明带，和卵细胞顺利结合。

其次，它能激发精子的活力。前列腺液中含有一种特殊的成分，能够帮助精子从精液中获取营养，激发精子的活力。

再者，前列腺液中的纤维蛋白溶解酶起着促进精液液化的作用。

最后，它能提高精子的成活率。前列腺液能中和女性阴道中的酸性分泌物，减少酸性物质对精子的侵蚀，可提高精子的成活率。

此外，前列腺液还有助于维持生殖泌尿系统的卫生，因为前列腺液中的锌离子具有杀菌的功效，能够帮助前列腺及周围的膀胱、直肠和尿道抵御外界病菌。

第二节 前列腺与周围器官的关系

前列腺与尿道有什么关系

患者提问：

我几个月前开始感觉尿道发痒、尿频、尿急，后来好转了就没有重视。最近我感觉尿频加重，还滴沥不尽，会阴等部位还隐隐作痛，到医院一检查，说是患了前列腺炎。尿道感染没有及时治疗就会造成前列腺炎吗？前列腺和尿道有什么关系？

医生答疑：

前列腺属于男性生殖系统，尿道属于泌尿系统，两者有着很密切的关系。只要看过前列腺与周围器官的解剖图，我们就会发现前列腺就在膀胱下面、尿生殖膈之上，尿道更是从前列腺中央直接穿过，前列腺包绕尿道根周围。

被前列腺包绕的尿道，也因此被称之为尿道前列腺部，它起自膀胱颈，直达尿道生殖膈，贯穿整个前列腺，两端稍窄，中部增宽，是男性尿道管径的最大处。一旦前列腺增生，增大的前列腺就会压迫尿道前列腺部，使之迂曲、狭窄，导致排尿困难。前列腺发生炎症时，也自然会传染给尿道前列腺部，导致尿急、尿频、尿痛等排尿障碍。同样，尿道发炎，也会上行感染前列腺。

前列腺炎与尿道炎有什么区别

患者提问：

我几个月前开始感觉排尿不舒服，我以为是尿道炎犯了，结果去医院检查后，医生说我是患了前列腺炎，这两种病症状如此相似，到底有什么区别呢？

医生答疑：

尽管前列腺与尿道的关系十分紧密，但前列腺炎与尿道炎还是有所区别的。

1. 病因不同。尿道炎都是由病原微生物（如淋球菌、衣原体、滴虫或真菌等）引发的，而教科书及许多专著上讲前列腺炎却只有5%～10%是由病原微生物引发的。

2. 症状不同。尿道炎的典型症状是尿痛和尿道溢液（不排尿时即有），而前列腺炎的典型症状则是尿滴白（排尿终末时）和尿频、尿急和会阴等部位疼痛，没有尿道溢液的症状。

3. 尿检结果不同。尿道炎患者的尿液检查中会有大量白细胞，而前列腺炎患者的尿液检查中则不会有大量白细胞。

4. 治疗方法不同。治疗尿道炎尤其是具有传染性的尿道炎，主要采用西医的方法，及时用足量足疗程的敏感（能杀灭病原微生物）抗生素；而前列腺炎在治疗时要采用中西医结合的方法，辨证施治才能真正改善症状，减少复发的可能。

5. 护理不同。尿道炎治愈后，只需要注意个人卫生，就不会复发；而前列腺炎治愈后，还需要忌辛辣、酒等刺激性饮食，防止受凉、久坐、性生活过度，避免复发。

6.尿道发炎一定要及时治疗，一旦延误，就会逆行造成前列腺炎，迁延不愈。此外，尿道发炎也会使患者的另一半受到感染，必须引起高度重视。

前列腺与膀胱有什么关系

患者提问：

我爸老是尿急、尿频、尿不尽，我们以为他是年纪大了肾虚，结果去医院检查说是前列腺炎，管排尿的不是膀胱吗，跟前列腺有什么关系呢？

医生答疑：

从生理学的角度来看，前列腺属于男性生殖系统，膀胱属于泌尿系统，二者看起来好像没什么关系；但从解剖学的角度来看，膀胱就在前列腺的"头顶"，前列腺就在膀胱的"脚下"，尿道从前列腺中间穿过，前列腺护卫着膀胱颈口，可以说二者的关系非常亲密了。每当膀胱里储存的尿液多了，膀胱就会跟前列腺"打招呼"："好邻居，我有东西要从你那里通过，你能放行吗？"前列腺这个"守门员"当然欣然同意，因为膀胱被尿液撑大了，就得压着在下面的前列腺，于是膀胱逼尿肌开始收缩，内外括约肌松弛下来，尿液就自动排了出去。这样膀胱轻松了，垂在前列腺"头上"的危险也消失了。要是男性朋友们经常憋尿，膀胱里积蓄的尿液多了，就可能引发膀胱炎，膀胱一发炎，它"脚下"的前列腺也会被殃及，尿液通过前列腺时会逆流刺激前列腺腺管，久而久之就可能引发前列腺炎。这也是长途司机易患前列腺炎或复发的重要因素。

男性朋友们步入中老年之后，膀胱和前列腺就很难相安无事了，前列腺突然膨胀起来，但整个地方就那么大，前列腺变大了，肯定就会侵犯邻居们的地盘：它先是把尿道挤得没了缝隙，让尿液出不来，尿液积蓄在膀胱里，这样膀胱就遭罪了；它还拼命地往上挤压膀胱，这样膀胱更深受其害。男性朋友们就会感觉有尿憋得慌，不停地跑厕所，但又尿不出来多少，于是就有了尿频、尿急、尿不尽的毛病。

前列腺与直肠有什么关系

患者提问：

我去医院做前列腺检查时，感觉医生是将手指慢慢插进我的肛门，深入直肠内部按摩，这是为什么呀？难道前列腺与直肠有什么关系吗？

医生答疑：

前列腺与直肠的关系，要比前列腺与尿道的关系简单一些，二者只是挨得比较近的邻居而已。

直肠作为人体消化系统的最后一段，全长在 12 ~ 15 厘米之间。在距肛门 7.5 厘米处，直肠与位于直肠之前的膀胱间的腹膜反折，从而形成了一个膀胱直肠陷凹。在腹膜反折以上，隔着膀胱直肠陷凹，直肠前壁与膀胱相邻。在腹膜反折以下，直肠前壁与位于前面的精囊、输精管、输尿管、前列腺和部分膀胱后壁相邻，因此只要通过肛门触摸这部分的直肠前壁，就能了解精囊、输精管、前列腺这些器官的情况，比如前列腺是否肿大、有结节，中央沟是否表浅，压痛是否明显。

因为前列腺与直肠挨得近，所以触诊前列腺时首先受压的是直肠壁。如果用力过大，按压过久就会造成直肠黏膜水肿，老是有便意，重则需要几天才能恢复。有资料表明，痔疮尤其是内痔患前列腺炎概率高，这可能与血液循环不畅有关。常便秘者也不利于前列腺健康。直肠有碍殃及前列腺，为了前列腺的健康，男性朋友们一定要注意个人卫生，每天用温水清洗私处，并勤换内裤。

前列腺与精囊有什么关系

患者提问：

我患前列腺炎有几年了，最近发现精液带血，到医院检查，医生说我精囊发炎了。前列腺与精囊也有关系吗？

医生答疑：

精囊，又叫作精囊腺，是男性体内一对长椭圆形的囊状器官，长10～15厘米，宽1～2厘米，位于膀胱与直肠之间，前列腺的后上方，在输精管末端的外侧，表面凹凸不平。医生在按摩前列腺时，可以在前列腺两侧上外方触摸到葡萄大小的囊状物，就是精囊。

精囊的排泄管与输精管末端的膨大部分逐渐变细形成一条射精管，从前列腺中部穿过，将精子和精囊液运至尿道。男性射精时，正是由于大量精液快速通过了狭窄的射精管，才会产生强烈的性快感。

和前列腺一样，精囊也是男性生殖器官中的附属性腺，它分泌一种呈弱嗜碱性的淡黄色黏稠液体，占精液的70%，主要成分有果糖、多种氨基酸、纤维蛋白原、前列腺素和枸橼酸等，有营养精子、增强精子活动、稀释精液的作用。

由于前列腺与精囊均开口于后尿道，两者紧邻，因此精囊炎与前列腺炎经常同时发生：前列腺炎通过排出炎性前列腺液可逆向流入精囊，导致精囊炎，而精囊炎症也很容易侵袭至前列腺，所以前列腺与精囊可谓是一对难兄难弟。

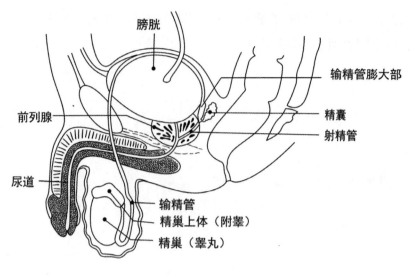

前列腺与精囊的关系

精液和前列腺液有什么关系

患者提问：

　　我的亲戚患男性不育症，精子质量不好，治疗了两三年效果也不好。后来请一位资深专家看，让检查前列腺液，难道它们关系那么密切吗？

医生答疑：

　　前面已经说过，前列腺液是精液的重要组成部分，准确点说，其实是精液中精浆的重要组成部分。精液是精子和精浆的混合物，精浆由睾丸液、附睾液、输精管壶腹液、附性腺分泌液和尿道腺液等共同组成，前列腺液就是附性腺分泌液的一种，占精液量的30%。

　　不仅如此，前列腺液还对精子有保护作用。比如，前列腺液较女性阴道分泌物而言略偏碱性，可中和女性阴道中的酸性分泌物，减少酸性物质对精子的侵蚀，提高精子的成活率；前列腺液中还含有一种特殊的成分，能够使精子从精液中获取营养，激发精子的活力；前列腺液中的蛋白分解酶和纤维蛋白分解酶，还能够帮助精子穿过子宫颈内的黏液屏障和卵细胞的透明带，和卵细胞顺利结合，真可谓是劳苦功高了。

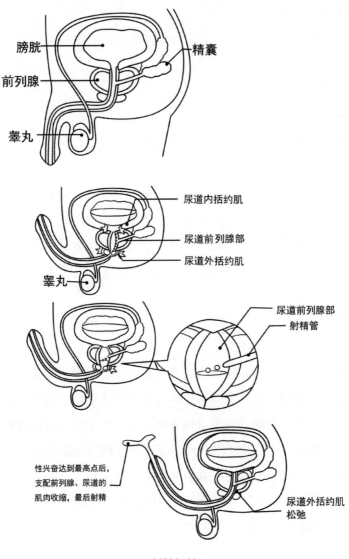

射精相关

前列腺和男性性功能有什么关系

患者提问：

很多男性都有这样的小心思：前列腺出问题了，尿不尽了，会影响性功能，不能正常进行性生活了，该咋办啊？

医生答疑：

前列腺炎的类型：急性细菌性前列腺炎、慢性细菌性前列腺炎、非细菌性前列腺炎、前列腺痛和其他。

患了前列腺炎并非意味着性能力丧失，只要适当调整，也能享受性爱。患有急性细菌性前列腺炎的患者，发病时应避免性生活，但病情好转后，可恢复正常性生活。慢性细菌性前列腺炎患者如果培养液中发现含有支原体、衣原体等病原微生物时，需注意采用避孕套，防止交叉感染。

很多人担心过性生活会加重前列腺充血，使前列腺平滑肌收缩，从而导致排尿更困难。事实上，在进入高潮期时，前列腺虽然有短期充血，但在射精后，血管迅速舒张，充血很快就会消退。这是人体生理过程的一部分，是对前列腺及局部组织器官的功能锻炼，对患者的身心健康也有一定益处。因此，只要身体条件许可，性功能又好，这类患者过性生活，不仅不会加重排尿困难，还能加深夫妻间的感情。

事实上，绝对禁欲对前列腺患者可能有一定伤害。一个性功能正常的男性，长期压抑性欲，经常处于性兴奋状态，同样可使前列腺充血，加重排尿梗阻症状和尿路刺激症状。

前列腺和男性生育有什么关系

患者提问：

　　最近和老婆打算要孩子，但备孕了好几个月都没有成功，陪老婆去医院检查时，医生让我做了个精液检查，结果发现精液里有白细胞，又让我查查前列腺是否发炎，难道前列腺炎会影响生育吗？

医生答疑：

　　前列腺分泌的前列腺液是精液的重要组成部分，约占精液的30%。前列腺液中的营养物质为精子提供了养分，让精子存活下来和卵子千里来相会。另外，男子刚射出的精液往往处于一种黏稠的凝固状态，这是由于精囊分泌液体中一种叫作凝固因子的物质在起作用，目的是不让精液随性交动作而随意流出女方阴道。此时精液中的精子都被束缚着手脚，给精子画了个圈。精液射出后15～30分钟，前列腺液中有一种叫作液化因子的物质，实际是一些酶类物质如透明质酸酶等便出来"解围"，使精液变稀，精子获得解放，随即向女性生殖道深处奋力游动，完成与卵子的结合。

　　所以，前列腺出了问题，精子的生存率就岌岌可危了，让女性成功怀孕的概率也变低了很多。由于年龄等因素，前列腺在中年之后功能下降，男性的生育能力也走向低谷了。

第三节 前列腺为什么会生病

前列腺易发生哪些疾病

患者提问：

听说前列腺是男性生殖系统的附属性腺，是男人的生命线，对男性健康至关重要，那前列腺都容易发生哪些疾病呢？

医生答疑：

作为男性的主要附属性腺，前列腺在不同发育时期会发生的疾病也有所不同。

1. 在儿童时期，前列腺因为发育缓慢，起不了什么作用，因此很少发病。

2. 进入青壮年时期后，前列腺的发育十分迅速，对男性的作用也明显起来。如果饮食起居不当，就会引发各种各样的前列腺疾病，比如前列腺结核、前列腺结石、前列腺肉瘤等，其中以急、慢性前列腺炎为主。

3. 进入中老年后，男性的身体机能日渐衰退，尤其是睾丸功能退化，激素水平降低，良性前列腺增生症、前列腺癌的发病率明显升高。数据显示，50 岁以上的男性患前列腺增生的概率是 50%，60 岁以上是 60%，70 岁以上是 70%，80 岁以上是 80%，以此类推。

如何根据前列腺的质地判断疾病

患者提问：

我之前去医院检查，医生说我的前列腺比较硬，那前列腺软硬不同，得的病也不一样吗？

医生答疑：

通过肛门指诊可以了解前列腺的形态，大小，质地，表面是否光滑，有无结节与压痛，中央沟是否存在、变浅或消失，腺体是否固定，触诊有无捻发感等。根据指诊特征就可以初步判断前列腺是正常还是生病了。

正常前列腺指诊：大小如栗子，底朝上，尖朝下，中央沟浅，质地中等，触感如唇，表面光滑，边缘清晰，无结节，无明显压痛。

湿热蕴结型的前列腺：前列腺大小正常或稍大，腺体饱满，质地偏软，中央沟表浅或消失，轻中度压痛，按摩取液容易，且量偏多、色浑偏黄，常伴有不均匀的云状脓栓，多为细菌性前列腺炎。

气滞血瘀型的前列腺：前列腺稍大，常不规则，质地偏韧如鼻尖，常伴有小结节，压痛且放射腰、腹部，便意感明显，中央沟表浅或平，多为慢性前列腺炎。

肝气郁结型的前列腺：前列腺大小正常或稍大，质地较韧如鼻尖或额头，有结节或呈条索状，压痛明显多为胀痛或放射痛，中央沟表浅或平，多为前列腺痛。

肾气亏虚型的前列腺：前列腺多偏小或萎缩，温度偏低，质地偏软如唇，压痛不明显，多为前列腺萎缩或发育不全。

痰瘀互结型的前列腺：前列腺明显增大如鸭蛋、鹅蛋，表面粗糙，不规则坚硬如额头，压痛不明显，要进一步检查，需要排除前列腺肿瘤。

热盛肉腐型的前列腺：腺体肿胀饱满，热感明显，质软如棉，按之剧痛，多为前列腺脓肿。

为什么前列腺怕挤

患者提问：

我是上班族，常常骑自行车，听说前列腺特别怕挤，要是老挤着前列腺，就易得前列腺炎，这是什么原因呢？

医生答疑：

前列腺的个头不大，如栗子大小，重约 20 克，又生长在各个器官的夹缝中间——上有膀胱，下有尿道膈，前有耻骨，后有直肠，后上方还有精囊和肌腱，其本身也被包膜包绕，可以说是典型的"蜗居"了。如果它再遭受外力挤压，就会导致局部血液循环不畅，使前列腺充血水肿，从而诱发前列腺炎等。

许多男性朋友喜欢骑自行车来健身，经常一骑就是好几个小时，硬邦邦的车座通过会阴部死死顶住前列腺，道路不平时还会上下颠簸，不断刺激尿道上段和前列腺，时间久了就会导致前列腺充血、水肿、发炎，压迫尿道，进而引发前列腺疾病和排尿障碍。因此，为了前列腺的健康，男性朋友们每次骑自行车的时间不要超过半小时，前列腺疾病患者更是要避免骑车。

因为前列腺位于膀胱与盆底肌肉之间，因此每当男性朋友们坐着的时候，身体的很大一部分重力就压在了会阴部，而会阴部受到挤压时，就会压迫到前列腺，久而久之，就会导致前列腺血液循环不畅、代谢产物堆积，引发前列腺腺管堵塞、前列腺液排泄不畅，不知不觉中患上前列腺炎。因此，对于经常开车、骑行等男性坐班族来说，每坐 1 个小时就要站起来活动 8 ~ 10 分钟，平时还要坚持快走锻炼。

为什么前列腺怕冷

患者提问：

我患慢性前列腺炎多年，平时忌辛辣烟酒，但一受凉就容易复发，且患了前列腺炎后特别怕冷，看来今后就不能坐冷板凳了，这是真的吗？

医生答疑：

其实前列腺对温度的变化非常敏感，特别怕冷。因为在寒冷的环境中，人体的交感神经兴奋可能会显著增强，导致前列腺腺体"冷缩"变得紧绷，前列腺的血管和腺管不畅，同时也会影响前列腺的代谢和免疫功能，引发前列腺的慢性充血，增加尿道内的压力，导致前列腺液的淤积，从而引发尿频、尿急、尿痛、会阴及睾丸疼痛等各种不适症状。久坐再加上冷板凳就是让前列腺雪上加霜。

为什么前列腺怕醉

患者提问：

我经营了一家公司，应酬不断，常常酩酊大醉，最近尿急、尿频，到医院检查得了前列腺炎，难道是因为前列腺怕醉吗？

医生答疑：

喝酒对于男人是常事，有些是出于应酬需要，有些是本身喜好，认为喝酒体现了男人的豪情万丈。酒精一进入肠胃，就会被迅速吸收，通过血液流向身体的各个器官，导致内脏器官充血，前列腺也不例外。

前列腺虽然个头不大，对酒精的敏感度却很高。当带有酒精的血液流入前列腺内部时，前列腺中的毛细血管就会扩张充血，细胞组织渗出液增多，细胞水肿，因此前列腺变胖了不少，原来的生活空间就不够用了，开始扩张地盘，挤压被前列腺包绕的尿道。尿道受到挤压后，自然就会出现尿流变细、排尿困难等问题。如果前列腺炎患者喝了酒，很快就会明显感觉到小腹或会阴部坠胀酸痛、睾丸牵拉痛、尿道痛痒、尿急、尿频等症状。

更麻烦的是，前列腺"醉酒"容易，"醒酒"却很慢，在醉酒后需要3～5天的时间才能吸收渗出的组织液，恢复到原来的状态。如果没等前列腺"醒酒"，就反复饮酒，只会使前列腺的水肿日益严重，甚至损害前列腺的正常功能。

研究证实，每天喝高浓度酒50克以上的人，患前列腺癌的概率比不饮酒或饮酒少的人高出了3倍还多。所以，为了前列腺的健康，千万不要酗酒。

为什么前列腺怕辣

患者提问：

我是四川人，喜欢吃辣，听说平时吃得过辣，就容易得前列腺疾病，这是为什么呢？

医生答疑：

前列腺不喜欢喝酒，也不喜欢吃辣，而不少慢性前列腺炎的患者都有吃辣的习惯。

大葱、生蒜、辣椒、胡椒等辛辣刺激性食品进入人体后，会刺激前列腺和尿道，引起血管扩张，促使前列腺和膀胱颈充血水肿，造成前列腺的抵抗力降低，导致前列腺寄居菌群大量生长繁殖，从而诱发急性前列腺炎或加重慢性前列腺炎的症状。

吃辣过多还会引起上火，导致大便干结，造成排泄不畅。如果直肠内积聚大量粪便，就会直接挤压邻近的前列腺，造成其局部血流循环不畅，时间久了容易引起前列腺的炎症。

前列腺炎之所以迁延难愈，其中一个重要原因就是患者常常在症状较重时节制辛辣食物，但症状一旦缓解又会好了伤疤忘了痛。

当然，不是所有喜欢吃辣的男性朋友都会出现前列腺问题，只要控制好吃辣的量和频率，将其控制在身体能够承受的范围内，就不容易出现前列腺问题。

如果因为吃辣出现了前列腺的慢性充血症状，这时除了减少吃辣，还应多做跑步、跳绳、爬山、爬楼梯等下肢的运动锻炼，这样能有效促进前列腺慢性充血的消散，避免前列腺的血液循环障碍的发生，提高前列腺的抗病力和免疫力，从而降低前列腺出现病变的概率。

为什么前列腺怕烟

患者提问：

我是一位年轻的老烟民，听说平时爱抽烟的男性患前列腺疾病的概率比较高，这是为什么呢？

医生答疑：

尽管每个香烟盒上都标注着"吸烟有害健康"，但很多男性朋友还是无视这句警告，成天吞云吐雾，认为吸烟可以缓解压力，释放不良的情绪，产生美妙的愉悦感。但男人在享受这种快感的同时，却付出了损伤肺、心、前列腺等器官的代价。

医学研究发现，香烟中的烟碱、焦油、亚硝胺类、一氧化碳等有毒物质，不但可以直接毒害前列腺组织，还会干扰支配血管的神经功能，影响前列腺的血液循环，加重前列腺充血。

数据显示，吸烟者患前列腺疾病的概率比不吸烟者高 1 ~ 2 倍，长期吸烟者在 40 岁后出现慢性前列腺炎和前列腺增生的概率是不吸烟者的 5 倍。因此，要想预防前列腺疾病，男性朋友们还是不吸烟为好。

为什么前列腺怕瘀

患者提问：

我最近查出了前列腺炎，找中医开了几付药，感觉好了很多。我听中医说前列腺怕瘀，这是什么原理呢？

医生答疑：

前列腺内部有约 30 ~ 50 个腺泡，逐渐汇集成 15 ~ 30 个小腺管，这些腺管像针头那样细小，开口在尿道，每天静态分泌 0.5 ~ 2 毫升前列腺液。一旦前列腺受到细菌感染或出现慢性充血，腺泡和小腺管就会被堵得死死的，不仅导致正常排泄的前列腺液不能通过，就连炎症梗阻造成的脓液也排泄不畅，这些分泌物长时间积蓄在腺管内，形成瘀滞，就会使得炎症无法消除，前列腺炎反复发作，缠绵难愈，久而久之就会引起前列腺纤维组织增生，引发或加重前列腺炎或增生。

中医将前列腺疾病称为癃闭，癃闭的发病原理是湿热蕴毒、气滞血瘀、瘀浊阻滞、肾气亏虚，而且这些病因相互影响、互相转化，形成了虚实夹杂、寒热错杂的证候，且湿热阻滞贯穿整个病程，使得病情复杂难愈。也就是说，中医认为，前列腺疾病的根本原因就是瘀滞不通，而"痛则不通，通则不痛"。因此针对癃闭的发病机制，中医提出了清热解毒、祛瘀排浊的治疗原则，来解除前列腺管的梗阻，排除其中瘀积的分泌物，通畅引流，促进血液循环，炎症自然也就会减轻或消失了。

为什么前列腺怕脏

患者提问：

我是长途汽车司机，有时一连几天不能洗澡，加上包皮过长，常常发炎，最近比较疲劳，还尿急、尿频，小肚子也不舒服，隐隐作痛，到医院检查说是患了前列腺炎，这是怎么回事？

医生答疑：

前列腺是个特别爱干净的器官，但它却离人体的两个废物排出通道口——尿道口和肛门特别近。前列腺距离尿道口只有 12 ~ 18 厘米，距离肛门只有 3 ~ 5 厘米，因此一旦尿道口和肛门没有清洗干净，尿道口和肛门处感染的细菌、病毒、支原体、衣原体、霉菌等病原菌就会乘虚而入，顺着尿道、直肠逆行至前列腺而造成感染，从而诱发前列腺炎等疾病。因此，男性朋友们一定要注意个人卫生，日常用温水清洗私处，避免细菌的囤积与滋生。

不过，光男人们自己注意个人卫生还不够，还得让自己的性伴侣注意个人卫生。想一想，要是对方的阴道内有淋球菌、衣原体、支原体、霉菌等病原微生物，那在性交的时候，这些细菌就会侵入男性的尿道黏膜，沿着尿道上行，进入前列腺，让前列腺发炎，严重时甚至还会伴随全身寒战、发热、尿道口流脓等症状。

为什么包皮垢易引发前列腺炎

患者提问：

男友的包皮过长，包皮内侧有包皮垢，他又不太爱洗澡，后来就得了前列腺炎，医生说是包皮垢清理不及时引起了周围部位的炎症，为什么包皮垢易引发前列腺炎呢？

医生答疑：

包皮和身体其他部分的皮肤一样，阴茎包皮内面和阴茎头交接处的皮下也分布着一些皮脂腺，这些皮脂腺也会不断分泌一些淡黄色的油性物质，即皮脂。如果包皮过长或是包茎，就会使得包皮不能向上翻起，这些皮脂就会积聚在包皮的内面与阴茎头之间的空隙中，与皮肤脱落下来的一些污垢和沾染上的尿液混合起来，形成包皮垢，并产生一种奇特的臭味。

如果没能及时清除掉这些包皮垢，它们就会堆积起来，越来越厚，形成片状或小块状，紧紧地黏附在这个部位的皮肤上，刺激局部的包皮和黏膜发生炎症，引发包皮炎、龟头炎和尿道炎。而尿道口离前列腺也就 12 ~ 18 厘米，因此尿道口一旦发炎，尿道口的细菌就会顺着尿道逆流而上，侵犯前列腺，让前列腺也跟着遭罪。

要想避免这种情况，就要经常洗澡，尤其是要仔细清洗私处，不让私处的分泌物及污垢有机会形成包皮垢。如果有包茎的情况，还要及时去医院做包皮环切手术。

频繁自慰对前列腺有什么伤害

患者提问：

目前我没有女朋友，常常自慰解决性的欲望，但最近又听说频繁自慰会伤害前列腺，这是真的吗？

医生答疑：

偶尔自慰不是病，也不会给人的身心带来多大的危害，频繁自慰却可能导致前列腺的充血水肿，诱发前列腺炎。

性生活旺盛的人尤其是年轻人经常出现性冲动是正常的生理现象，但是性冲动会诱发前列腺充血，频繁充血也是引起前列腺炎的重要原因。经常浏览黄色网站更容易出现这种情况，一方面可导致前列腺长时间的充血、肿胀，腺体间组织水肿，引起无菌性前列腺炎；另一方面阴茎处于勃起状态而"忍精不射"，前列腺液和精囊液蓄积在前列腺中，得不到迅速排泄、释放，加之长时间固定姿势坐在电脑前"冲浪"，会造成前列腺受到机械性压迫而加重充血肿胀，促使和加重了前列腺炎的发生。

此外，频繁自慰还容易引起焦虑、抑郁甚至恐惧等心理问题，诱发自主神经功能紊乱，在冲动中进行，在懊恼中结束，久而久之会出现严重的心理障碍，加重了前列腺炎病情的发展。

为什么扁桃体发炎会导致前列腺炎

患者提问：

我常常扁桃体发炎，一般多喝水，吃点消炎药就会好。但这次扁桃体发炎后，因为没有及时吃药，结果有点尿涩痛，小腹也不舒服，而且精液有点泛黄，射精时有点疼。到医院一检查，医生说我患了前列腺炎，扁桃体也更难受了，难道扁桃体发炎会导致前列腺炎吗？

医生答疑：

很多人不知道，扁桃体发炎确实可能导致前列腺炎，这是为什么呢？原来，前列腺、龋齿和扁桃体是人体感染的 3 个潜在病灶。这 3 个感染病灶就是潜藏在人体内的 3 个坏蛋，每天在人体内兴妖作怪，祸害人体，动不动就聚集起数百万的细菌、病毒，跟人类的白细胞打仗。双方激战的后果，就是引发红肿、发炎、水肿、溃破、感染，进而导致发烧、疼痛等症状。

青少年的扁桃体最容易发炎，一发炎就腺体肿大、增生、严重充血，就会引发咽喉奇痒、疼痛、下咽困难、全身不适等症状，如果化脓了，还会出现高热、寒战、全身酸痛、疲乏无力等症状。最可怕的是，这 3 个病灶还休戚与共，互通有无，一旦扁桃体发炎，前列腺也会跟着发炎。因此，男性朋友们一旦发现自己的扁桃体发炎了，一定要及时治疗，谨防自己的前列腺也跟着发炎。

过度憋尿也会损伤前列腺吗

患者提问：

　　我是出租车司机，憋尿成了习惯，听同行们说，过度憋尿会损伤前列腺，这是真的吗？

医生答疑：

　　我们经常被教导说："成大事者，小不忍则乱大谋。"但在我们的生活中，有些小忍会乱大谋，会出大乱子，比如憋尿。绝大部分的人都有过憋尿的经历，其实憋尿会影响我们的大脑思维，身体肌肉也会因此而过度紧张，对于我们的谋略并没有起到很好的作用。久坐办公室的工作人员中，有些人憋尿甚至成为习惯，特别是那些饮水少，能长时间憋尿的人，谋略尚且不谈，可能会把慢性前列腺炎请过来。

　　《素问·脉要精微论》说："水泉不止者，是膀胱不藏也。"长期憋尿可引起膀胱损伤，因为控制膀胱收缩的神经分布在膀胱壁，长期憋尿，会使组织缺血或过度胀扯而受损，排尿时侧压力过大，就会逆流到前列腺，这是20世纪80年代医学界公认的观点。尿液不断刺激前列腺造成小便疼痛、尿频或尿不干净等后遗症。经常憋尿还会使膀胱壁变薄，容易引起膀胱慢性炎症。有时憋尿过多，时间长了，还可能出现膀胱破裂，非常危险。

　　此外，膀胱与尿道连接处存有细菌，经常憋尿，细菌可大量繁殖，引起泌尿系统感染。而膀胱与前列腺相邻，炎症可以逐渐蔓延至前列腺，使前列腺发生慢性炎症及钙化灶。经常憋尿还会使膀胱内压力增加，致使尿液反流至肾脏，容易引起肾盂输尿管炎症。

什么是前列腺先天性异常

患者提问：

我 26 岁被诊断为先天性前列腺发育不良，这个病还能医好吗？

医生答疑：

前列腺先天性异常，主要分为 3 种情况。

1. 前列腺缺失，即根本没有前列腺，这种情况比较罕见。之所以会没有前列腺，是因为在胚胎发育过程中，前列腺的胚胎组织在生长时发生障碍，于是宝宝出生后就没有前列腺，直肠指诊也摸不到前列腺。这种情况一般在患者进入青春期后才会被发现，大多是因为泌尿生殖器官发育不良或畸形，精液量少或精液不能液化等不育问题，去医院检查时偶然发现前列腺缺失。

2. 前列腺发育不良，即虽然有前列腺，但是很小，可能只有花生米大小，而且质地也很松软，不能充分分泌前列腺液，在做前列腺按摩时，也不见前列腺液从尿道口滴出。对于没有到达青春发育期的儿童或少年，如果发现前列腺发育不良，可以使用人绒毛膜促性腺激素治疗，通过促使睾丸分泌睾酮来促进前列腺的发育。如果过了青春期才发现这个病症，药物治疗就没什么效果了。

3. 前列腺囊肿，即在胚胎发育过程中，前列腺的发育出现异常，前列腺的内部组织不均匀生长，结果有的形成囊肿，有的长在前列腺中间，有的长在前列腺的包囊上面。对于较小而且没有引发不适症状的囊肿，可以不用治疗。如果囊肿较大，而且出现了明显的不适症状，就要进行手术治疗。

第四节　体质学与前列腺疾病的关系

中医体质有哪些类型

患者提问：

经常听到有人说自己是阴虚体质，或者血瘀体质，到底什么是中医体质？中医体质主要有哪些类型？

医生答疑：

中医体质学说是在中医基础理论指导下，研究总结各种类型体质的生理病理特点，从而分析疾病的病变性质、发展趋势、预后转归，进而用于指导相关的疾病预防和治疗。体质具有个体差异性、群类趋同性、相对稳定性和动态可变性等特点。影响体质的因素主要与先天因素（即遗传因素）和后天因素如地理环境、饮食生活习惯、疾病、医药以及年龄、性别等有关。简单地说，体，指身体、形体、个体；质，指素质、质量、性质。体质类型就是根据人的阴阳气血津液的盛衰虚实表现，而进行的一种概括性的分类。

《黄帝内经》是我国现存最早的一部医学经典著作，书中对人类个体及群体的体质特征、体质差异、体质形成、体质变化、体质类型等进行了论述，成为中医体质理论形成的源头。比如《灵枢·阴阳二十五人》中运用阴阳五行学说，根据人的皮肤颜色、形态特征、生理功能、行为习惯、心理特征、对环境的适应调节能力、对某些疾病的易罹性和倾向性等各方面的特征，划分出"木""火""土""金""水"5种基本体质类型。目前最常用的分类方法是采用中华中医药学会在 2009 年颁布的体质分类标准，将其分为平和体质、气虚体质、气郁体质、阴虚体质、阳虚体质、湿热体质、痰湿体质、血瘀体质、特禀体质 9 种类型。

如何判定自己的体质

患者提问：

怎么才能知道自己是属于哪种体质呢？

医生答疑：

根据中华中医药学会颁布的体质分类与判定标准，中医体质辨识的主要工具是公开的中医体质量表，其中包含 60 个条目，50 个以上的条目判定是通过患者根据自身实际情况填写，只有少数条目可通过中医师辅助对客观体征的检查进行判定，填完以后通过一定的公式就能得出自己的体质类型。现在也有专业检测中医体质的仪器设备或手机终端，只要患者填完所有选项，会自动得出一个人的体质类型。

体质量表判定是一个相对粗略的分类方法，具有一定的概括性，基本上每个人都可以判定出自己的体质。具体到个人，由于人体内气、血、阴、阳的偏颇往往兼杂出现，因而也存在一个人有一种或几种兼夹体质的情况，这个时候要看具体是以哪种体质为主。

哪种体质容易罹患前列腺疾病

患者提问：

那么，体质和前列腺疾病有没有关系，什么样的体质类型容易患前列腺疾病？

医生答疑：

中医学历来重视个体差异性，讲究个体化治疗。所谓个体化指个体在体质方面的差异，即表现为患者某些疾病存有倾向性和易感性，这点已为医家所共识。引起疾病的原因即是病因，但疾病是一个复杂的病理过程，我们发现，男性的体质特征与男科病的发病密切相关。

从中医体质理论层面来看，男性体质特征对男科疾病有重要影响。主要表现在男子以阳、气为用，男子以精为本，男子排精有补损之分，男子排精与体质关系密切等方面。体质特征对前列腺疾病的病因病机、诊断治疗、预后转归等都有重要影响。比如，慢性前列腺炎患者中，实性体质中湿热质、气郁质、痰湿质、瘀血质占比较高；虚性体质中阳虚质、阴虚质占比较高。对于前列腺增生症来说，本病好发于 50 岁以上的中老年人，因肾气衰或肾阳虚，气化失司，气血运行不畅，瘀滞日久而成癥瘕，发病的基础病因多为肾虚，虚又易致瘀，瘀滞造成膀胱出口梗阻，引起排尿困难或尿潴留，所以临床上气虚质、阳虚质、血瘀质患者更容易患此类疾病。前列腺疾病实性体质患者还常会伴有轻度勃起功能障碍，虚性体质患者则容易出现中、重度勃起功能障碍。

中医体质理论可以治疗前列腺疾病吗

患者提问：

如何根据中医体质理论治疗前列腺疾病？

医生答疑：

在中医辨证基础上，注重辨体调养，强调体质与疾病的相关性，以体质、疾病、证候之间的内在联系为前提，将辨体、辨病、辨证结合起来。湿热体质为主的要清热利湿解毒，血瘀体质为主的要活血化瘀通络，痰湿体质为主的要健脾利湿化痰，气郁体质为主的要疏肝行气解郁，气虚为主的要补气，阴虚为主的要滋补肾阴降火，阳虚为主的要温肾补火助阳，兼夹体质的要考虑兼夹证候的综合治疗。

同时，由于前列腺部位隐匿和前列腺包膜的存在，一般活血化瘀药的药力很难通过前列腺屏障，从而影响了药物对前列腺增生症的治疗效果。中医治疗常用水蛭、地龙、土鳖虫等虫类药活血通络，使药力直达病变部位，现代研究发现虫类活血化瘀药如地龙、水蛭、土鳖虫等药物的有效成分有溶栓、抗纤维化、抑制前列腺增生和双向调节前列腺素的作用。

临床上大多数前列腺炎或者前列腺增生患者为气郁体质或兼有气郁。由于对疾病的恐惧，患者多表现为情绪紧张、郁闷不舒，或焦虑、抑郁，常见会阴、腰骶、睾丸胀痛或刺痛，固定不移，两胁胀痛，常伴有勃起功能障碍及尿频、尿滴沥等排尿异常，要加用疏肝解郁的治疗方法，用柴胡、升麻、郁金、香附、枳壳等。

根据患者体质特点，在前列腺疾病的药物治疗的基础上，进行生活习惯的调整，以改善患者的体质状况，促进其治疗与康复。培养豁达乐观的生活态度，善于调节自己的情感，及时调整不良情绪，保持心情愉快。安神定志，舒缓情志。学会喜与忧、苦与乐、顺与逆的正确对待，以保持稳定的心态。保证每日三餐有规律，营养均衡、种类丰富，每餐不宜过饱。平素注意食用对自身体质有益的食物及药膳，循序渐进改善体质。根据人体的生物钟调理起居，日常生活有规律，保证充足的睡眠时间，养成良好的睡眠习惯，避免熬夜。根据自身的体质类型，选择不同强度的运动类型及运动种类，坚持长期锻炼，持之以恒。气虚质、阴虚质、阳虚质、血瘀质的人宜采用低强度、多次数的运动方式，适当增加锻炼次数，而减少每次锻炼的总负荷量，控制好运动时间；平和质、痰湿质、湿热质、气郁质的人可以根据自身条件，选择运动量为中高强度的运动，长期坚持改善体质。

湿热体质的调理要点

患者提问：

我出现尿频、尿急、尿痛、小便黄、尿道灼热感及排尿困难，同时长期阴囊潮湿、瘙痒，这属于什么体质，如何治疗和调养？

医生答疑：

这是比较明显的湿热体质的症状表现。湿热质是指以湿热内蕴为主要特征的体质状态。

其病因多由于先天禀赋，或久居湿地，喜食肥甘，或长期饮酒，湿热内蕴。湿热之邪，可由外入，可由内生。患者因自慰或强忍房事，导致败精浊液潴留于腺体，气血运行不畅，精血瘀阻而为病；或久卧湿地，劳伤过度，使肾气亏虚，湿热之邪乘虚由下窍而入，浸淫于腺体，气血失调而为患；或饮酒过度，食用辛辣，湿热蕴结于腺体，湿热入络，气血瘀滞，导致腺体病变；或为久坐、骑马或长期分居，使前列腺慢性充血，局部气血运行不畅，且病变处于下焦，瘀易化热，故多兼湿热。可以看出，导致前列腺炎发生的病因病机是多方面的，但湿热是前列腺炎中医病机的最重要因素，这也是湿热体质最易发前列腺炎的内在原因。

很多研究表明，湿热体质与男科疾病尤其是前列腺疾病的关系比较大。我们在临床中也得到了证实，除了常见的前列腺炎患者，湿热体质还多见于少弱精症和抗精子抗体阳性的男性不育症。前列腺炎患者以湿热体质为最常见体质类型，且更易出现前列腺液中白细胞数量高。

慢性前列腺炎湿热体质的调体原则为清利湿热、分消湿浊。可以用龙胆泻肝汤、泻青丸、甘露消毒丹等方剂为主进行治疗，常用药物有龙胆、当归、茵陈、广藿香、栀子、石膏、防风、大黄、羌活、苦参、地骨皮、泽泻、生甘草等。热者清之，湿而有热，用苦寒之剂燥之。宜戒烟限酒，少食辛辣香燥，常食绿豆、冬瓜汤及瓜果蔬菜，保持大小便通调。

气郁体质的调理要点

患者提问：

患了前列腺疾病以后，除了有尿频、尿痛、尿道灼热刺痒、于尿末或大便时尿道有白色黏液样分泌物溢出，还担心疾病发展，又总是疑心别人背后议论我，失眠多梦，不想和人交往，对什么事情都提不起来兴趣，这种情况如何处理？

医生答疑：

您说的这种情况常常是气郁体质患者的典型表现。气郁体质是由于长期情志不畅、气机郁滞而形成的以性格内向不稳定、忧郁脆弱、敏感多疑为主要表现的体质状态。患者常将本病与性生活、生育、预后等问题联系起来，从而引起精神紧张、忧虑、精神萎靡，经常表现为悲观、失望等，若不能得到及时调适，日久就会导致心因性疾病的发生。

前列腺炎患者中，气郁体质患者易表现出较重的临床症状，有"因病致郁"的情况，也有"因郁致病"的情况，在溺窍不畅、络脉阻滞症状基础上出现气机郁滞的症状，或因情志不舒，气机不畅，出现小便淋沥症状，患者表现为疑虑较多、情绪低沉、周身不适、腰膝酸软、神疲乏力或失眠多梦、精神抑郁、性欲减退或冷淡或出现阳痿、早泄等或见焦虑不安、情绪低落、恐惧、幻觉等，严重者可导致精神分裂症甚至有自杀倾向。

气郁体质的调体原则为疏肝、行气、解郁，可以用逍遥散、柴胡疏肝散、越鞠丸等方加减，药用柴胡、当归、白芍、枳壳、香附、郁金、石菖蒲、厚朴、白蒺藜、薄荷等。同时，要注意舒畅情志，放松身心，参加社会活动，培养兴趣爱好，精神愉快则气血和畅，减少忧郁。饮食上宜选用具有理气解郁作用的食物，如黄花菜、菊花、玫瑰花、茉莉花、大麦、金橘、柑橘、柚子等。

痰湿体质的调理要点

患者提问：

为什么同样是爱喝酒的人，有的体质是湿热体质，有的是痰湿体质，痰湿体质在表现和治疗上有什么特点？

医生答疑：

湿性趋下，易袭阴位。湿有水湿、湿浊、痰湿之分。湿与热合而见湿热表现，湿浊不化凝结为痰则见痰湿表现。痰湿体质的人，常常体型较为肥胖、身体困倦、纳呆食少、口中黏腻。这是由于痰湿泛于肌肤，则见体形肥胖、腹部肥满、面色黄胖、眼胞微浮；痰湿阻肺伤脾，则见胸闷痰多、困倦身重、口黏腻、大便不成形等表现。

痰湿体质患者的调体原则是健脾利湿化痰。可以辨证选用半夏白术天麻汤、参苓白术散等加上行气燥湿化痰之品，常用党参、白术、茯苓、山药、白扁豆、薏苡仁、砂仁、陈皮、半夏、苍术、车前子、车前草、石菖蒲、紫苏子、白芥子等。

痰湿体质患者在饮食上宜选用健脾助运、祛湿化痰的食物，如冬瓜、白萝卜、薏苡仁、赤小豆、荷叶、山楂、生姜、荠菜、紫菜、海带、鲫鱼、鲤鱼、鲈鱼、文蛤等。饮食宜清淡，少食肥甘厚腻、生冷滋润之品；不要多食动物内脏，和肥、甜、油、黏腻的食物，不宜饮烈酒。日常可以多揉按丰隆、足三里等穴位，以起到化痰除湿的功效。

血瘀体质的调理要点

患者提问：

　　得了慢性前列腺炎，之后慢慢出现了面色晦黯、舌头发黯发紫、皮肤有瘀斑，甚至出现前列腺变硬和结节，这是什么情况？

医生答疑：

　　有的患者属于本身是血瘀体质，体内血行不畅导致前列腺发生疾病。有的患者得了前列腺疾病如慢性前列腺炎等，随着疾病发生发展，出现瘀血阻滞的情况。血行不畅，气血不能濡养机体，则引发形体消瘦、肌肤干、周身疼痛、面色晦暗、皮肤偏黯、唇舌黯淡、眼眶黯黑、皮肤出现瘀斑等症状。

　　血瘀体质患者的调体原则是活血祛瘀通络。可以辨证选用桃红四物汤和王清任的逐瘀汤系列等。常用药物有桃仁、红花、赤芍、当归、川芎、牡丹皮、茜草、蒲黄、丹参、山楂等。调气以化瘀，气行则血行，所以活血药中常配以理气之剂，药如枳壳、陈皮、柴胡等。有时要针对前列腺生理特点和前列腺疾病后期瘀血阻络的病机，应用破瘀药及虫类药如三棱、莪术、土鳖虫、水蛭等。

　　饮食上可以选用具有活血化瘀、调畅气血作用的食物，如黑木耳、桃仁、生山楂、玫瑰花、黑豆、洋葱、油菜、红酒等。高脂肪、高胆固醇的食物不可多食，如蛋黄、虾子、肥肉、奶酪等。宜进行有助于促进气血运行的运动项目，坚持经常性锻炼，达到改善体质的目的。

阴虚体质的调理要点

患者提问：

阴虚体质的人患前列腺疾病的表现是什么，应该怎么治疗和调理？

医生答疑：

阴虚体质，常见于体型比较消瘦的人，"瘦人多火"说的就是阴虚体质的人容易内生虚火，出现头晕眼花、腰膝酸软、五心烦热、小便短赤、男性前列腺腺体松弛及前列腺液少的表现。阴液亏少，机体失却濡润滋养，故体形瘦长，容易口燥咽干、眩晕耳鸣、两目干涩、视物模糊、皮肤偏干、大便干、小便短、舌少津少苔、脉细或细数；同时由于阴不制阳，阳热之气相对偏旺而生内热，故表现为虚火内扰的证候，可见手足心热、口渴欲饮、面色和口唇发红、睡眠差等。

在治疗上，首先要注重滋补肾阴。阴虚生内热，滋阴与清热法同用，可以用六味地黄丸、大补阴丸等进行调治。常用药物有熟地黄、山药、山茱萸、牡丹皮、茯苓、泽泻、桑椹、女贞子等。阴虚体质者有精血津液亏损之不同。精亏者宜益肾填精为主，如六味地黄丸或左归丸之类；阴血亏损者宜养血为主，如当归补血汤或四物汤之类；津亏者宜养肺胃之津，兼以益肾，药如百合、沙参、麦冬、玉竹、生地黄等。

在饮食上，宜选用甘凉滋润的食物，如鸭肉、猪瘦肉、百合、黑芝麻、蜂蜜、荸荠、鳖、海蜇、海参、甘蔗、银耳、燕窝等，可适当配合补阴药膳有针对性地调养，注意少吃辛辣刺激性、煎炸炒爆、性热易上火的食物。

气虚、阳虚体质的调理要点

患者提问:

老人年纪大了,大多数会出现前列腺增生症状,有的还会伴有身体乏力、尿频、夜尿多、两腿发冷的情况,这和体质有关系吗?

医生答疑:

中老年患者前列腺增生常常与气虚质和阳虚质有关。老年男性有其独特的生理特征,表现为"五脏皆虚",脏腑功能尤以肾气日趋衰减为甚,出现腰膝酸软、周身乏力、畏寒肢冷等阳气衰弱的症状。尿频、尿急,夜尿次数增多,且逐步加重,有排尿不畅、尿等待或有尿不尽感。

这是由于一身之气不足,脏腑功能衰退,阳气亏虚,气虚不能推动,阳虚气化不力,机体失却温煦,身体乏力、尿频、夜尿多、两腿发冷的情况都是和气虚、阳虚体质和老年人这个特殊生理阶段有关系的。对于疾病早期以气虚表现为主的,应用四君子汤、补中益气汤等培补元气,补气健脾。常用药物有党参、黄芪、白术、当归、茯苓、甘草、陈皮、大枣等。随着疾病发展常会表现出阳虚症状,这个阶段就要益肾补火助阳,应用金匮肾气丸、右归丸等。常用药物有熟地黄、山药、山茱萸、枸杞子、菟丝子、杜仲、鹿角胶、附子、肉桂等。根据阴阳互根的理论,在温壮元阳的同时,佐入适量补阴之品,如熟地黄、山茱萸等,以使阳得阴助而生化无穷。对于夜尿多的情况,还可以对症加入缩泉丸等起固涩作用的药物。

在饮食上,气虚体质可选用性平偏温、健脾益气的食物,如大米、小米、南瓜、胡萝卜、山药、大枣、香菇、莲子、白扁豆、黄豆、豆腐、鸡肉、鸡蛋、鹌鹑（蛋）、牛肉等。阳虚体质可选用甘温补脾阳、温肾阳为主的食物，如羊肉、鸡肉、带鱼、黄鳝、虾、刀豆、韭菜、茴香、核桃、栗子、腰果、松子、红茶、生姜等。

第二章　五花八门的前列腺炎

第一节　什么是前列腺炎

什么是前列腺炎

患者提问：

我从去年开始发现自己尿频，每次小便完总感觉还有余尿，这是不是得了前列腺炎？

医生答疑：

前列腺是男性特有的器官，也是男性最大的附属性腺，参与生殖代谢。然而，前列腺是个"多事"的地方。很多青壮年男性都有不同程度的前列腺炎，这一点可从大街上随处可见的治疗前列腺炎的小广告上得到证明。

前列腺炎的狭义概念就是前列腺的炎症，是前列腺由于受到微生物等病原体感染或某些非感染因素的刺激而发生的炎症反应，它不是一个独立的炎症疾病，而是具有各种独特形式的综合性疾病或综合征候群，如前列腺痛等。广义的概念已被公认，祖国传统医学认为属"淋浊""淋证"等范畴。越来越多的学者建议使用前列腺炎综合征的概念。

现代医学认为，前列腺开口于尿道，当尿路感染，不洁性交，包皮过长、包茎，不注意卫生时，病原菌会乘虚而入。其他部位的感染通过血液、淋巴循环把病原体"滞留"到前列腺。自慰或性交过度，禁欲，大量摄取辛辣食物，久坐、骑车、开车，受寒、受湿，憋尿，缺乏锌元素，免疫力低下，患有糖尿病等也可导致前列腺炎。另外，尿液反流引起前列腺炎越来越被专家学者认可。

中医认为，本病多是因为肾气虚弱、湿热下注，影响到肾的气化功能。大家都知道，如果一个池子里的水没有流动性，时间一长就会出现各种细菌，变成腐水，人体也如此，所以前列腺"发炎"了，就会出现多尿、尿不尽等症状。

因此，很多男人在排尿不顺畅的时候，就会担心自己是否患上了前列腺炎，在压力和恐慌中，有的人还得了抑郁症。真是没病也被自己吓出了病。所以，我们有必要找到前列腺炎的"蛛丝马迹"，这样才能更好地预防和辨别前列腺炎。

前列腺炎主要表现为三大症状。

1. 尿异常。尿急、尿频、尿不尽、尿分叉、尿滴沥、尿等待等。

2. 疼痛。少腹会阴区、腹股沟、睾丸精囊隐痛或不适，疼痛的部位大致在下腹部。当疼痛发生时，人常常会坐立难安。

3. 神经衰弱。头晕、乏力、多梦、失眠、健忘，性欲减退，伴随遗精和早泄、阳痿等。

前列腺炎主要分为哪几类

患者提问：

听说前列腺炎分为急性和慢性，还有什么前列腺痛，前列腺炎到底有几种啊？

医生答疑：

过去，医生大多习惯将前列腺炎分为4类：急性细菌性前列腺炎、慢性细菌性前列腺炎、慢性非细菌性前列腺炎和前列腺痛。

1. 急性细菌性前列腺炎（ABP）。这是由细菌感染引起的前列腺组织的急性炎症，典型症状是：突然发病，出现发热、寒战、肌肉关节疼痛、全身不适、恶心、呕吐、厌食等全身感染中毒症状，还伴有尿频、尿急、尿道灼热、排尿困难、夜尿多等症状。如果没有及时治疗，炎症就会进一步，演变成前列腺脓肿。疲劳、感冒、过度饮酒、纵欲过度、使用尿路器械检查、对慢性细菌性前列腺炎患者进行前列腺过度按摩等，都会诱发急性细菌性前列腺炎。

2. 慢性细菌性前列腺炎（CBP）。这是由大肠杆菌、葡萄球菌属、棒状杆菌属、肠球菌属等细菌逆行感染引起的前列腺组织的慢性炎症。该病有反复发作的下尿路感染症状，如尿频、尿急、尿痛、排尿烧灼感、排尿困难、尿潴留、后尿道肛门会阴区坠胀不适，持续时间超过3个月，但缺乏客观的、特异性的诊断依据，因此极容易误诊。过去我在济宁医学院工作时，常常进行前列腺液培养，随着时代的发展菌谱有所改变，20世纪八九十年代金黄色葡萄球菌、大肠杆菌居多。20世纪前后感染真菌、淋球菌、支原体、衣原体、病毒感染或合并感染临床上比较多见。

3. 慢性非细菌性前列腺炎（CNP）。该病病因复杂难辨，典型症状是会阴、阴茎、肛周部、尿道、耻骨部或腰骶部等骨盆区域疼痛，并伴有尿急、尿频、尿痛和夜尿增多等症状，但缺乏客观的、特异性的诊断依据。

4. 前列腺痛（PD）。这是尿道肌肉、前列腺肌肉或会阴部及骨盆底部的肌肉痉挛性疼痛引起的类似于慢性前列腺炎的不适，这种疼痛不适以会阴、腹股沟、睾丸、腰骶、小腹耻骨弓处为主，阴茎和尿道尤为突出，而且尿流不正常，尿流迟缓，淋漓不净，但又有尿频、尿急和夜尿多的症状。

但这种分类不够精确，尤其是对第四型"前列腺痛"的诊断不够精确，于是我国的医生主要采用美国国立卫生研究院（NIH）在1995年提出的新分类方法，即将前列腺炎分为四类：Ⅰ型、Ⅱ型、Ⅲ型和Ⅳ型。

Ⅰ型，相当于传统分类方法中的急性细菌性前列腺炎；Ⅱ型，相当于传统分类方法中的慢性细菌性前列腺炎；Ⅲ型，指的是慢性前列腺炎、慢性盆腔疼痛综合征；Ⅳ型，则是无症状性前列腺炎，就是没有尿频、尿急、尿痛等典型症状，但在对前列腺进行检查时发现有炎症存在，这种情况在男性不育症中比较常见，也是不育症因素之一。

中医是如何看待前列腺炎的

患者提问：

我听说中医没有前列腺炎这个病，但前列腺炎患者可以通过中医的方法来治疗调养，我想知道，中医是如何看待前列腺炎这个病的呢？

医生答疑：

中医学认为，导致疾病的原因虽然多种多样，但总结起来也无非6个因素：六淫、疠气、七情、饮食、劳倦和各种外伤。

这里简单介绍下什么是六淫、疠气、七情。

六淫，指的是风、寒、暑、湿、燥、火等6种外感邪气，它们是自然界6种不同的气候变化，也是万物生长的条件。如果气候变化异常，这6种外感邪气就会太过或不及，从而导致疾病发生。疠气，是指具有强烈传染性的病邪，比如通过性接触获得传染性疾病。七情，就是喜、怒、忧、思、悲、恐、惊等7种情志变化，也是人体的精神状态。七情太过，导致机体内伤，就会促使疾病的发生。

在中医学看来，前列腺炎的病因也源于外感和内伤2个方面。

1.外感。（1）湿热毒邪。一般来说，导致湿热毒邪入侵身体，引发前列腺炎的情况，主要有以下几种。①不注意个人卫生，包皮过长，藏污纳垢，或是房事不洁，致使湿热毒邪从精道（尿道）侵入精室（前列腺）而发病。②如果会阴部有外伤，又没有做好消毒消炎工作，就可能致使邪毒长驱直入，侵袭精室而发病。③如果有腹泻或皮肤疫毒或乳蛾等疾病，也可能因为热毒蕴盛，引动下焦之湿热而致病。（2）寒邪。前列腺特别怕冷，如果男性下体受寒，很容易导致寒性凝滞，寒邪侵袭人体，致使厥阴之络受损，气滞血瘀，运行不畅，就会出现会阴、少腹、睾丸及腰骶部等处胀痛不适等症状，进而引发前列腺炎。

2.内伤。（1）湿热。中医学认为，湿热之邪可由体外侵入，也可在体内滋生。如果男性体内湿热蕴结，下注精室，阻滞经络，气血不通，最终就会因为湿热瘀结而引发前列腺炎。一般来说，导致体内湿热蕴结的情况有以下几种。①饮食不节，过多食用肥腻高脂、高糖、辛辣等食物，并嗜酒如命，就容易导致脾胃失常，积湿生热，下注膀胱，从而波及前列腺。②如果男性肺脾虚弱，容易感冒，也很容易引发下焦湿热，进而影响前列腺。③如果男性久病不愈，就会导致脾胃、肾气受损，脾胃受损就会导致体内湿热难化，肾气受损就会导致精易下泄，升清降浊功能失常，体内清浊不分就容易引发前列腺炎。（2）肾虚。如果男性纵情酒色，耗伤肾精，或是久病伤肾都容易引发前列腺炎。（3）瘀血。如果男性性行为不当，导致血聚下焦，滞而不行，就会变成瘀血；或是七情内郁，导致下焦湿热蕴结，阻滞经络；继而气血失和，伤及精室，就容易引发前列腺疾病。

哪些人的前列腺会"积极发炎"

患者提问：

我好几个哥们儿都得了前列腺炎，大家都觉得很不可思议，自己才30多岁，身体也健康，怎么会得前列腺炎呢？难道前列腺炎喜欢光顾青壮年男人？

医生答疑：

在过去，大多是中老年患前列腺增生症或易伴有感染，因其老是上厕所起夜，导致人们以为这个病是中老年人的"专利"。但随着人们生活方式的改变和生活压力的增大，人们发现越来越多的年轻男性也遭到了前列腺炎的袭击。

有人对年轻的前列腺炎患者进行调查研究后，发现这些患者大多工作压力过大，有抽烟、喝酒、大量食用辛辣食物的习惯，或是婚前自慰频繁或不洁性行为，而这些都是引发前列腺炎的诱因。数据显示，近几年20～30年龄段的前列腺炎患者大幅度增加，其中"电脑一族"、学习作业繁重的大学生和中学生也成了前列腺炎的主力军。

从职业上来看，办公室一族，以及长时间骑车、驾车的男性，因为经常久坐使前列腺受压，血液循环产生障碍，容易造成盆腔充血，引发前列腺充血、肿胀，继而发生前列腺炎。

如果久坐时坐的是沙发软椅，那情况会更糟——整个屁股深深地陷在沙发中，沙发的填充物会包裹、压迫阴囊，静脉回流不畅使得男性的整个生殖系统血液微循环受阻、新陈代谢减慢，进而导致各种有害物质排泄不畅，淤积于前列腺之中，引发非细菌性前列腺炎和加重各种细菌性前列腺炎。

男性患前列腺炎的概率有多高

患者提问：

听说前列腺炎是一种很常见的男科疾病，从青少年到老年人都容易患这种病，到底男性患前列腺炎的概率有多大呢？

医生答疑：

成年男性患前列腺炎是很常见的事，大概有 50% 的男性在人生的某个时期会遭受前列腺炎的困扰。

一份医学研究调查显示，地理位置和生活习惯对前列腺炎的患病率有很大的影响：在欧洲，20 ~ 59 岁的男性前列腺炎患病率为 14.2%；在美洲，20 ~ 79 岁的男性前列腺炎患病率为 2.2% ~ 16.0%；在亚洲，20 ~ 79 岁的男性前列腺炎患病率为 2.7% ~ 8.7%；在中国，15 ~ 60 岁的男性前列腺炎患病率为 8.4%。

前列腺炎都是由细菌感染引起的吗

患者提问：

从前列腺炎这个病名来看，就是前列腺发炎了，发炎说明有细菌感染，因此前列腺炎就是由细菌感染引起的，对吗？

医生答疑：

前列腺炎是指前列腺发炎的病症，但引起前列腺发炎的原因，并非只有细菌感染这一种，排尿功能障碍、免疫反应异常、神经内分泌失调、氧化应激作用也可能导致前列腺炎。从前列腺的分类——急性细菌性前列腺炎、慢性细菌性前列腺炎、慢性非细菌性前列腺炎和前列腺痛，也能看出这一点。

教科书上"无菌性前列腺炎占80%"这句话值得商榷

患者提问：

一位久治不愈的慢性前列腺炎患者，按照前列腺液培养结果口服了大量的抗生素，导致了菌群失调，且没有效果。又到某三甲医院男科求诊，被告知80%的药都白吃了。

医生答疑：

前列腺炎的分型有急性细菌性前列腺炎、慢性细菌性前列腺炎、慢性非细菌性前列腺炎和前列腺痛。由此可见治疗前列腺炎鉴别诊断至关重要。

我从事男科临床工作33年，接诊了大量的前列腺炎患者。20世纪90年代在济宁医学院工作，有较好的临床检验设备，每位前列腺炎患者都做前列腺液培养药敏试验。一方面有针对性地用药，另一方面想收集更多的临床资料。那个时候前列腺疾病的专著虽少，但多数写有"前列腺炎80% ~ 95%是无菌性的"。我那时候就有些质疑，认为与临床不相符。后来到青岛创办青岛育仁医院，虽然没有医学院"高大上"的检测设备，但每位患者我们都进行前列腺液的染色。尤其是针对慢性非细菌性前列腺炎。大量的结果证明：细菌性前列腺炎占前列腺炎的80%以上。教科书上"慢性非细菌性前列腺炎占90% ~ 95%"这句话值得商榷。

中日友好医院曹兴午教授在世的时候，对我的质疑表示支持，希望我继续深入研究。2021年原南京军区总医院《中华男科学》创刊主编黄宇烽教授来我们医院，他也赞成我的观点。

在过去也许这么严重的细菌性前列腺炎不常见，要不然在百度百科以及教科书上，为什么都这样的描述，"慢性无菌性前列腺炎的发生比例最多，约有80%的前列腺炎患者属于此种症型"。

但是从近几年的男科临床病患来看，像上述患者这样的报告单在门诊中并不少见。为此无菌性前列腺炎的比例值得商榷。那为什么细菌性前列腺炎比例会不断升高呢？

第一，现在检验技术越来越先进，对前列腺疾病的认识越来越充分；第二，社会发展，交通便利，男女之间的交往相比以前复杂很多，婚外情、婚前试性、婚前同居等，性传播疾病上升，这是细菌性前列腺炎增多一大因素；第三，前列腺是相对开放的器官，特别是有尿道穿过，而尿液中就含有一定量的细菌；第四，前列腺由15～30个腺管，30～50腺管囊泡组成，腺组织占前列腺的70%，每天都会静态分泌前列腺液0.5～2毫升。当腺管不畅或阻塞时，前列腺液就会成为细菌的温床，导致细菌大量滋生。

引发前列腺炎的细菌从哪儿来的

患者提问：

引发前列腺炎的细菌到底有哪些啊？它们都是从哪儿来的呢？

医生答疑：

细菌感染引发的前列腺炎，就是细菌性前列腺炎，有急性和慢性之分。

1.急性细菌性前列腺炎的致病菌主要是大肠埃希菌，其次为金黄色葡萄球菌、肺炎克雷白菌、变形杆菌、假单胞菌属等，绝大多数都是单一病原菌感染。这些病菌大多来自血行感染、经尿道逆行感染，而且这些病菌一旦进入前列腺，就会迅速大量生长繁殖。可见，保持个人卫生和健康安全的性生活，是预防急性细菌性前列腺炎的有效手段。

2. 慢性细菌性前列腺炎的致病菌主要是葡萄球菌属，其次为大肠埃希菌、棒状杆菌属及肠球菌属等，都是病原体逆行感染，而前列腺结石和尿液反流往往是病原体持续存在和感染复发的重要原因。可见，做好前列腺日常保健，维护泌尿系统及生殖系统的健康，是预防慢性细菌性前列腺炎的有效手段。

感觉尿频是患了前列腺炎吗

患者提问：

我今年 36 岁，每次跟朋友聊天或者与客户谈生意的时候，总是尿急、尿频，但每次尿量极少，还总觉得没尿完，去医院一检查，发现自己居然患上了慢性前列腺炎。我想不明白，为什么会患了前列腺炎吗？

医生答疑：

当你感觉自己很难憋住尿，一旦有尿意，就需要急急忙忙地找厕所，到了厕所之后，原以为会看到"喷薄而出"的场景，没想到却要使劲儿才能排出小便，中间有时还会出现"断流"现象；此外，排尿频率也成倍增长，以前每天排尿 5～6 次，现在增到了 20 次；最痛苦的是，每次排完小便尿道还有刺痛或者灼热感，而且就算尿完，也总有"意犹未尽"的感觉。如果有以上的症状，那么你很可能已经患上前列腺炎了。

感觉阴囊潮湿是患了前列腺炎吗

患者提问：

听人说阴囊潮湿是前列腺炎的早期征兆，我这几天总感觉阴囊汗津津、湿漉漉的，这是不是就是阴囊潮湿啊？这是不是说明我得了前列腺炎啊？

医生答疑：

阴囊潮湿，是指阴囊处的皮肤没有明显器质性病变，却出现多汗、潮湿或发凉等异常症状。阴囊长期处于一种潮湿的环境下，就容易导致细菌滋生，从而引发阴囊皮肤炎、龟头炎等疾病。

引发阴囊潮湿的原因，往往是生理性出汗较多、长期久坐、在炎热环境中工作或穿着较紧的内裤，也可能是内分泌失常、新陈代谢障碍所致，还可能是慢性前列腺炎、精索静脉曲张、阴囊湿疹等疾病所致。

虽然慢性前列腺炎会导致阴囊潮湿，但这并不表示有阴囊潮湿症状就是患了慢性前列腺炎，因为慢性前列腺炎的典型症状是尿痛、会阴部胀痛、睾丸坠胀疼痛、小腹及腹股沟区胀痛、肛门下坠灼热感，以及尿频、尿急、排尿不尽感、阴茎不适感，只有进行尿液和前列腺按摩液常规检查后，才能做出正确的判断。

如果您是慢性前列腺炎患者，阴囊潮湿往往就是前列腺炎自主神经功能紊乱所造成的，随着前列腺炎的好转和治愈，阴囊潮湿会间断出现直至消失。如果您不是慢性前列腺炎患者，就需要从其他地方找原因了。

为什么精液带血要警惕前列腺炎

患者提问：

前几天，为了庆祝我的 50 岁生日，全家人去了国外旅游。那几天玩得很开心，但我回来后觉得特别累，精液中还夹杂有血丝，我在网上查了查，说是精液带血有可能是前列腺炎，这是不是说明我得了前列腺炎啊？

医生答疑：

男子的生殖器官中有一对精囊，生长在膀胱后面，左右各一。由于精囊壁较薄，囊壁上又分布着许多毛细血管，而这种毛细血管的管壁又薄又脆弱。一旦精囊受什么因素影响而有"风吹草动"，这些毛细血管就会破裂出血，或从毛细血管壁上渗血，从而形成血精。如果出现血精，那就是疾病的信号。

一般来讲，正常的精液应该呈半透明蛋清样乳白色。久未射精的人的精液可呈淡黄色，且较黏稠。

男子生殖道有炎症时，精液可呈黄色。有些男子在某次射精后可能发现精液变成粉红色，或者混有血丝，这常使他们大吃一惊，以为得了绝症。如果是 40 岁以前的出现这类情况，大多数是由精囊的炎症引起的，是一种症状较轻的疾病。精囊罹患炎症引起充血、水肿时，很容易出血，当精囊的分泌物和精液通过精囊时，就会与血液混合，产生血精。另外，前列腺炎常累及精囊，也可产生血精。对此，只要暂停房事，在医生指导下服用抗生素和止血药，病情大多能得到控制。

慢性前列腺炎也会引起血精，其机理与精囊炎相似。前列腺液是精液的一个重要组成部分，因此如果前列腺因为炎症充血渗出，或是因为频繁房事导致毛细血管破裂，前列腺液就会带血，进而导致精液带血。这种情况多出现在 50 岁以上的男性身上。

当然，精囊、前列腺肿瘤也会出现血精，但一般来说，癌性血精的特点呈持续性，且逐渐加重，与炎症的一过性血精有所不同。另外，结核、血吸虫病或全身血液系统疾患偶尔也可引起血精，这些情况均应治疗相应疾病。临床证实，生殖道有出血情况时，精液呈红色或淡红色，镜下可见大量红细胞，有的肉眼看上去呈棕红色或酱油色，是因为精液中含有大量红细胞。对于这些病理性血精就应及时寻因诊治。当然，血精也有生理性的，多可不治而愈。

精阜肥大与前列腺炎有关吗

患者提问：

我患慢性前列腺炎 10 年了，现在尿频、尿急、尿等待、尿细、尿无力，服药打针时好时坏，到大医院检查，发现尿道有点狭窄，精阜肥大，这是怎么回事呢？

医生答疑：

精阜是尿道前列腺部后壁正中隆起的尿道嵴最突出的部分，由富有平滑肌的海绵体组织构成，宽高各约 3 毫米，两旁有多个前列腺导管的开口，可见与前列腺的关系十分密切。因此一旦前列腺受到感染，精阜也逃脱不开。

只要对慢性前列腺炎患者进行膀胱尿道镜检查，就会发现大多数患者都存在不同程度的精阜肥大，在治疗一段时间后再次对患者进行膀胱尿道镜检查，往往都会发现患者的精阜有明显缩小。这是为什么呢？

原来，精阜肥大可引起器质性膀胱出口梗阻，而梗阻又会引起慢性前列腺炎。慢性前列腺炎患者如果合并器质性膀胱出口梗阻，常使疾病久治不愈，而器质性膀胱出口梗阻的病因正是精阜肥大。如果慢性前列腺炎患者经过长时间的正规治疗后，疾病还是反复发作，就应该进行膀胱尿道镜检查，看看是否存在器质性膀胱出口梗阻的情况，如果患者伴有精阜肥大，可进行经尿道精阜切除术。临床数据显示，当解除膀胱出口梗阻后，慢性前列腺炎的治疗效果能得到确切的提高。精阜肥大作为慢性前列腺炎的病因易被忽视，这是因为精阜肥大的发病率不高，而且与精阜肥大有关的慢性前列腺炎患者的排尿困难症状常不明显，器质性膀胱出口梗阻的情况并不特别严重。

尿分叉和前列腺炎有关系吗

患者提问：

我最近发现自己排尿时有尿分叉的现象，听说有前列腺炎后就会尿分叉，难道我得了前列腺炎吗？

医生答疑：

尿分叉是男性朋友常常关心的问题，在很多男科工具书上描述是慢性前列腺炎的一个典型症状。2017 年在南京举办的中大男科论坛上，东南大学附属中大医院男科主任金保方教授提出：尿分叉不是前列腺炎的症状，前列腺距离尿道口 12 ~ 18 厘米，不足以造成尿分叉，尿分叉与尿道口异常或炎症等有关。

有时候，男性在自慰或发生性关系后也会出现尿分叉的现象，但这种尿分叉是正常的生理反应，主要是因为射精后部分精液残存在尿道中，而海绵体充血尚未完全消失，再加上尿道括约肌过度紧张出现痉挛，就会导致尿流不畅。

此外，许多男性早上起床晨尿时也会出现尿分叉现象，这是因为经过一整夜睡眠，膀胱内积存了大量尿液，导致膀胱内压力大，尿排出时力量大，使尿道口形态暂时改变所致。人的尿道在没有尿液或精液通过时，就像一根塌扁的水管，因此当尿液通过时会有短时间的不顺畅，就可能出现尿分叉。这些尿分叉都是生理性的，是偶发的、暂时的，很快就会消失，因此完全没有必要担心。

急性前列腺炎会引发前列腺脓肿吗

患者提问：

听说急性前列腺炎发作没有及时治疗，会引发前列腺脓肿，这是真的吗？

医生答疑：

急性细菌性前列腺炎如果没有得到及时治疗，或是在治疗期间进行了前列腺按摩，就会导致炎症扩散，迅速造成腺小管内的脓栓阻滞、相互融合，腺体实质及周围组织坏死、液化而形成脓肿，而且脓肿破溃后可能会久不收口，形成漏管，俗称"海底痰"。

前列腺脓肿的典型症状，是发热、尿频、尿急、尿痛、排尿困难、尿潴留等膀胱刺激症状，严重时还会出现尿道流脓、血尿和脓尿的现象，部分患者还有急性附睾炎和排便不适感。在对前列腺脓肿患者做肛门指诊时，会发现肛门括约肌痉挛，前列腺增大，触痛明显，并可有波动感。

不过，近年来由于抗生素的广泛应用，前列腺脓肿的发病率逐渐下降，致病微生物的种类也发生了变化：由过去多数为革兰氏阴性杆菌，少数为金黄色葡萄球菌，变成现在的多数为革兰氏阳性球菌（如金黄色葡萄球菌、粪肠球菌等），少数为革兰氏阴性杆菌。

如何区别急性前列腺炎与急性肾盂肾炎

患者提问：

急性前列腺炎与急性肾盂肾炎有什么区别？

医生答疑：

急性肾盂肾炎是指肾盂黏膜及肾实质的急性感染性疾病，主要是大肠杆菌的感染，也可由变形杆菌、葡萄球菌、粪链球菌及绿脓杆菌等引起。

急性前列腺炎和急性肾盂肾炎的临床症状有些相似——都有高热、寒战、乏力等明显的全身症状，因此如果不注意仔细鉴别，很容易将二者混为一谈，做出错误的诊断。

要区分急性前列腺炎和急性肾盂肾炎，必须要了解它们的不同之处。

1. 腰痛部位不同。急性前列腺炎患者腰痛的部位多为腰骶部的中央区位，主要在会阴部、耻骨及直肠，肾区并没有痛感；而急性肾盂肾炎的腰痛部位大多在一侧的肾区，有明显的肾区压痛和肋脊角叩痛。

2. 排尿情况不同。急性前列腺炎会有明显的尿频、尿急、尿道灼痛症状，严重时可导致排尿不畅，甚至排尿困难引起急性尿潴留；而急性肾盂肾炎虽然也会有尿频、尿急、血尿等膀胱刺激症状，但往往没有排尿困难。

3. 前列腺液性质不同。急性前列腺炎患者的前列腺液中会有大量的白细胞、脓细胞，而急性肾盂肾炎患者是尿液性质改变大。

4. 高发人群不同。急性肾盂肾炎大多发病于女性，男性较为少见。

诱发慢性前列腺炎的因素是什么

患者提问：

　　我 35 岁，看着身边的几个朋友患了慢性前列腺炎，不由得担心起自己，我想早做预防，但又不知道该从哪里下手。请问，哪些因素容易诱发慢性前列腺炎呢？

医生答疑：

　　慢性前列腺炎是一种男科常见的疾病，病因复杂，病程缓慢，迁延不愈。一般来说，诱发慢性前列腺炎的因素主要有 6 个。

　　1.病原体感染。急性前列腺炎未彻底治愈、急性尿路感染残留、全身其他部位感染的血行传播、邻近部位感染的淋巴道传播等都可能引发前列腺细菌感染，使得前列腺炎反复发作。

　　2.前列腺长时间充血。频繁性交或长期节欲、长时间骑车、久坐不动、爱吃刺激性食物及饮酒等，都会使得前列腺长时间充血，久而久之就形成了慢性前列腺炎。

　　3.尿液反流。后尿道神经肌肉机能障碍，如膀胱颈部功能异常和（或）骨盆肌肉痉挛时，使排尿时前列腺部尿道压力增大，导致尿液逆流入前列腺管内，可引起"化学性前列腺炎"和前列腺结石，进而演变成慢性前列腺炎。不少中老年群体有前列腺"钙化"，钙化的成分与尿液的不断逆流有相关性。

　　4.不良心理。研究发现，50% 的慢性非细菌性前列腺炎患者有焦虑、抑郁、恐惧、悲观等过度紧张的现象，往往会过于夸大躯体的不适和疼痛，自觉症状大于实际病情，直接影响到药物治疗的效果，这种情况被称为紧张型前列腺炎，属心身疾病。

5.免疫因素。有医学专家在一些关节炎患者体内发现了一种抗前列腺抗体，这类患者往往是因先天或后天免疫缺陷而产生抗前列腺抗体，从而导致前列腺组织损伤。因此，如果慢性前列腺炎患者经过检查没有发现细菌、病毒、支原体感染，就要考虑免疫性因素的问题。

6.过敏。临床上发现，对某种理化刺激、细菌或病毒的过敏反应也可导致炎症，特别是某些肌体抵抗力低下的患者，易诱发慢性前列腺炎。

慢性前列腺炎与非淋菌性尿道炎有什么区别

患者提问：

我今年22岁，还在读书，最近感觉尿道刺痒，还尿频尿急、尿不尽，害怕自己得了什么不干净的病，偷偷跑去一个小诊所问诊。那个医生说我得了什么非淋菌性尿道炎，给我开了一堆药吃，吃了药确实好多了，但一停药症状就又出现了，我爸带我去了大医院检查，说我这是慢性前列腺炎。我想知道，慢性前列腺炎与非淋菌性尿道炎到底有什么区别啊？

医生答疑：

非淋菌性尿道炎是指由淋菌以外的其他病原体，主要是沙眼衣原体和支原体等引起的一种性传播疾病。病原体多为衣原体、支原体、滴虫、疱疹病毒、念珠菌等。30%～50%的非淋菌性尿道炎与沙眼衣原体有关，20%～30%为解脲支原体感染，10%由阴道毛滴虫、白色念珠菌、单纯疱疹病毒、生殖支原体、腺病毒和杆菌等微生物引起，可出现尿道刺痒、灼痛、尿急尿频等症状，如果不及时治疗可上行感染至前列腺。

慢性前列腺炎包括慢性细菌性前列腺炎和慢性非细菌性前列腺炎两

部分。其中慢性细菌性前列腺炎主要为病原体感染，以逆行感染为主，病原体主要为葡萄球菌属。慢性非细菌性前列腺炎是多种复杂的原因和诱因引起的炎症，免疫、神经内分泌参与的错综的病理变化，导致以尿道刺激症状和慢性盆腔疼痛为主要临床表现，而且常合并精神心理症状的疾病，临床表现多样。

慢性前列腺炎通过前列腺液化验、前列腺 B 超等检查，与非淋菌性尿道炎很容易区别。

为什么前列腺结石会引发前列腺炎

患者提问：

我去年检查出了前列腺结石，有 0.4 厘米，但期间我一直有尿频、尿急的问题，医生说是前列腺结石引发的前列腺炎症状，这是什么原因呢？

医生答疑：

前列腺结石，就是在前列腺腺泡和腺管内形成一个或多个小如粟米、大如豌豆的结石，可呈圆形或椭圆形，也可呈多面形，颜色多是棕黄色、暗棕色或黑色，质地坚硬，多发于 40 岁以上中老年男性。有些人患了这个病后毫无症状，有些人则可因慢性前列腺炎合并前列腺增生或者尿道狭窄而表现出相应的症状。

前列腺结石的诊断，一般是靠 X 线、B 超等检查时发现。如果前列腺结石较大或者靠近直肠前壁，医生在做肛门指诊时也可能会被发现。前列腺结石一般会导致前列腺炎反复发作，令患者痛苦不堪。其中的原理，我国男性学实验室检测与研究开拓者、中日友好医院教授曹兴午做过十分精辟的阐述："患慢性前列腺炎时，由于腺泡扩张、前列腺导管狭窄，可使尿液中的盐类沉淀在前列腺组织内形成结石；而结石的梗阻和对腺管腺体的刺激，又会引起前列腺的炎症，使腺泡充血衬上皮脱落、腺体纤维化。炎症发展或者化脓时，可引起前列腺周围炎症，严重的感染还可形成前列腺脓肿，甚至向会阴、直肠或尿道穿破。由于前列腺结石内常储存细菌，因此，结石的间断排菌也是慢性前列腺炎反复发作和尿路感染反复发作的根源。另外，前列腺结石中的细菌还可躲藏在盐类和钙质的外壳内，不易被抗生素杀灭，因此，结石又是慢性前列腺炎不易治愈和反复发作的原因之一。前列腺结石往往在显微镜下，容易被忽略，有些检验人员对前列腺结石还不太认识，误认是前列腺内的有形成分。"

看到曹兴午教授的这番阐述，大家就会明白：如果男性朋友发现自己的前列腺炎反复发作，迁延不愈，一定要检查是否有前列腺结石。

十几岁的男孩会得慢性前列腺炎吗

患者提问：

我儿子今年才15岁，最近我发现他总是沉默寡言，做什么都提不起精神，还总是跑厕所，担心他的身体出了什么问题，带他去了医院检查，发现他居然患上了慢性前列腺炎。这么小的孩子怎么会得这个病呢？

医生答疑：

最近几年，前来就诊的慢性前列腺炎患者中，有不少青春期的男孩子。这些男孩子的父母都会特别吃惊地问我："怎么这么小的孩子也会得慢性前列腺炎，这个病不是成年男性才会得吗？"

在过去，慢性前列腺炎的青睐对象确实多是青壮年，但随着我们进入互联网时代，电子产品迅速普及，许多青少年因为沉迷电脑、手机游戏而缺乏运动，使得前列腺受到压迫而长期充血，久而久之就形成了慢性前列腺炎。长时间骑自行车、抽烟喝酒等不良生活习惯，也有可能导致十七八的青少年患慢性充血性前列腺炎（或精囊炎）。

此外，青春期的男孩子的第二性征开始发育，雄性激素增加，导致生理性的性冲动，前列腺就开始分泌前列腺液。在受到一些外界不良因素的性刺激时，他们就会通过自慰的方式来排泄，使得前列腺反复充血，久而久之就导致了慢性前列腺炎。

如果青少年不注意个人卫生或包皮过长，也容易导致尿道炎、膀胱炎等泌尿生殖道炎症，进而波及前列腺而引起急性前列腺炎，由于羞于启齿得不到及时而彻底的治疗，就会演变成慢性前列腺炎。

为什么司机容易患前列腺痛

患者提问：

我是一名年轻的司机，最近发现自己出现会阴痛，偶尔出现尿痛、尿急，夜间还起几次夜。我去附近的医院就诊，医生诊断其为前列腺炎，说是与我的工作有关，这是什么原因呢？

医生答疑：

前列腺炎喜欢光顾"老司机"这个群体。原因有以下几种。

1. 久坐。司机需要长时间坐位工作，这就会使盆腔及前列腺部受挤压而充血，血流缓慢淤滞，对病原体抵抗力减弱，易诱发前列腺炎。

2. 饮水不足。因受驾驶工作影响而不能保证及时、足够的饮水，常使身体处于轻度脱水状态，尿液浓缩，易患尿道炎，老百姓称"小肠火"，从而进一步诱发前列腺炎。另外，伴随的便秘症状，也不利于前列腺的健康。

3. 憋尿。司机受工作所限无法或不便及时排尿而强忍之，造成人为的尿液潴留，膀胱压力增高，长期如此可造成尿路及生殖道上皮防御细菌的能力下降，致泌尿生殖系感染。更严重的是，对于已患膀胱炎或后尿道炎的司机患者，其尿液可经前列腺管逆流入前列腺腺管中，导致前列腺炎。

4. 疲惫。对于那些跑长途的司机来说，因为长时间工作，往往存在睡眠不足、体力透支、焦虑急躁等症状，整个身体都常处于疲惫状态，容易使机体抗病能力减弱，也是前列腺炎的诱因之一。

5. 卫生差。司机尤其是长途司机，因为大部分时间都在车上，有时还需要搬运货物，因此个人卫生往往较差，极容易包皮感染，进一步造成前列腺炎。另外，长时间坐着，常会使阴囊潮湿，尤其在天气炎热的夏季，亦增加患病机会。

6. 性生活不规律。对于那些需要跨省运输的长途司机来说，每次出车经常数日才能返家一趟，这使得他们的性生活过疏或过频、过度，也不利于前列腺健康。性生活过疏，前列腺液或精液淤积，易诱发前列腺炎；性生活过度，身体疲惫，前列腺长时间或频繁、反复处于充血状态，亦易诱发炎症。

7. 不良嗜好。许多司机为了在开车的过程中保持清醒，都有吸烟的嗜好，而当身体感到疲惫时，他们又大多习惯用大量酒精来缓解，这常常使身体受到毒害，抗病能力减弱，尤其饮酒可加重前列腺充血导致发炎。

哪种性格更容易患慢性前列腺炎

患者提问：

我发现身边患慢性前列腺炎的几位朋友大多性格内向，难道慢性前列腺炎还与性格有关吗？

医生答疑：

越来越多的医学专家意识到，慢性前列腺炎不仅是一种常见的男性生理疾病，也是一种身心疾病。慢性前列腺炎之所以迁延难愈，除了因为发病原因复杂难辨，还与患者的性格有很大的关系。

有研究发现，慢性前列腺炎患者大多性格比较内向。内向的人思虑太多，容易产生紧张、恐慌、焦虑、悲伤等情绪。这些负面情绪可能引起交感神经的兴奋，而a-肾上腺素能兴奋神经，使尿道周围括约肌和肛周括约肌痉挛收缩，从而引起排尿障碍、会阴区和尿道不适。这些负面情绪还会刺激机体的自主神经系统，造成前列腺液分泌量的改变，而前列腺素水平失衡，就会诱发前列腺炎。呼和浩特市蒙医中医医院黄海波是中国著名中医男科专家，重视性格与前列腺炎的关系，对此研究颇深。

从九型人格的角度来看，6号恐惧型比较容易罹患慢性前列腺炎。因为6号恐惧型是比较容易焦虑的人格类型，常常有对一切事物都是往负面的、悲观的、严重的方面去幻想或揣测，因此时常处于不安、焦虑的状态。从中医的角度讲，恐伤肾，肾主生殖，前列腺是生殖的重要器官，久而久之就会受到损害。对于6号恐惧型来说，要想远离慢性前列腺炎的困扰，就必须要学会放松，提高自己的健康层级，正视焦虑，消除恐惧；也可通过中医辨证施治，综合调理，走出前列腺炎心理困扰。

慢性前列腺炎患者的尿道口为什么会"滴白"

患者提问：

我今年22岁，去年10月因为尿急尿痛到医院检查，医生说我得了慢性前列腺炎，给我开了一些药，吃了一段时间就好了。今年夏天临近毕业时，我和同学们喝了一顿大酒，在晨尿和大便时就发现尿道口滴答一些白色的黏稠液体，最近已出现两次了，是不是我的慢性前列腺炎又复发啦？

医生答疑：

既然有过慢性前列腺炎，再出现尿道口滴白，同时伴有尿频、尿急等症状，很大可能是慢性前列腺炎复发了，需要到医院检查确诊，及早治疗。有些男性在排尿完后，发现尿道口流出一种像水一样稀薄的乳白色分泌物，看起来就像是精液一样，于是以为自己无故遗精，必定是肾虚严重，吓得不行，想方设法地补肾。其实他们只要去医院检查一番，就会发现这种尿道口滴白的现象并不是什么遗精，多是慢性前列腺炎的征兆。

前列腺炎出现炎症后，前列腺液的分泌会增多，多了就会自行溢出，因此患者常常在晨尿完毕或大便时，发现尿道口有稀薄水样分泌物滴出，有时也会是比较黏稠的乳白色黏液，这种现象在中医上称为"白浊"，在西医上称为前列腺溢液，也叫作滴白。因此，一旦发现自己尿道口滴白的现象，最好尽早去医院检查一下前列腺。

此外，因运动过量、饮水较少或过食肉类及蔬菜后，会导致草酸盐、磷酸盐类代谢过剩，从而产生盐类结晶尿，这时的小便也会混浊或终末尿发白。这种情况冬天较常见，如果用试管加热，浑浊发白的尿液就会变清。只要调整饮食、注意休息，患者排尿很快就会恢复正常。

急性细菌性前列腺炎容易引起哪些并发症

患者提问：

我一个室友患上急性细菌性前列腺炎，因为他不好意思去医院就诊，一直忍着，最后发展成了急性尿潴留，住了好几天院。我想知道，急性细菌性前列腺炎除了容易引起急性尿潴留，还会引起哪些并发症呢？

医生答疑：

急性细菌性前列腺炎是由细菌本身或细菌毒素引起的急性炎症，如果治疗不及时，很容易引起以下几种并发症。

1.急性尿潴留。急性前列腺炎引起局部充血、肿胀、压迫尿道，以致排尿困难或导致急性尿潴留。

2.急性精囊炎或附睾炎及输精管炎。前列腺的急性炎症很容易扩散至精囊，引起急性精囊炎，也可导致附睾炎。

3.精索淋巴结肿大。前列腺与精索淋巴在骨盆中有交通支，前列腺急性炎症时波及精索，引起精索淋巴结肿大且伴有触痛。

4.性功能障碍。急性前列腺炎症期间前列腺充血、水肿或有小脓肿形成，可有射精痛、疼痛性勃起、性欲减退、性交疼痛等性功能障碍。

5.肾盂肾炎。急性前列腺炎严重时可上行感染，极个别情况会造成急性肾盂肾炎等。

前列腺炎患者更容易患前列腺结石吗

患者提问：

我20多岁的时候查出前列腺炎，因为一直吃药还算比较稳定，后来30多岁的时候又查出了慢性前列腺结石，听说慢性前列腺炎患者更容易患前列腺结石，这是真的吗？

医生答疑：

前列腺结石就是在前列腺的腺泡和腺管内形成结石，可以是一个，也可能是多个。这些结石可以是圆形、椭圆形，也可以是多面形，一般呈棕黄色、暗棕色或黑色，小的和粟米差不多，比较光滑，大的和豌豆差不多，可占据整个腺腔，质地坚硬。

目前的医学研究认为，诱发前列腺结石的主要原因是前列腺腺管发炎引起的腺管堵塞。男人在患慢性前列腺炎时，由于腺泡扩张、前列腺导管狭窄，可使尿液中的盐类沉淀在前列腺组织内形成结石。结石的梗阻和对腺管腺体的刺激，又会引起前列腺的炎症。炎症发展或者化脓时，可引起前列腺周围炎症，严重的感染还可形成前列腺脓肿。由此可见，前列腺炎患者患前列腺结石的概率确实比普通人要高得多。

由于前列腺结石本身无特殊症状，往往在直肠指检时偶然发现，或因前列腺增生、慢性前列腺炎等疾病行 X 线、B 超等检查时被发现。

第二节　前列腺炎的检查和治疗

慢性前列腺炎患者为什么要做 3 次前列腺液检查

患者提问：

我患慢性前列腺炎多年了，四处求医不见好转，经朋友介绍来到省城找一位前列腺病专家求诊，前列腺液检查医生要求做 3 次，这令我非常费解。平时生病做检查也就 1 次，为什么前列腺液检查要做 3 次呢？

医生答疑：

前列腺这个器官虽然很小，但结构很复杂。在采集前列腺液时，按摩的部位不同，获得的结果也会不一样。也就是说，如果按摩到的是发炎的腺管分泌液，那自然就会反应出炎症，如果你按摩到的是没发炎的腺管，或发炎的腺管发生堵塞，自然就反应不出炎症来。

而且，前列腺液的检查结果常与前列腺液量的多少、厚薄，有无合并尿道感染或标本污染，性生活次数的多少等有一定的关系。因此前列腺液镜检诊断慢性前列腺炎，必须要连续做 3 次复查，才能确保诊断的准确性。

此外，前列腺液体的颜色和性质，还很容易受到外界刺激或其他因素的影响，如腺管堵塞、前列腺分泌功能差、按摩手法不正确、正在用中药西药、前列腺生理功能没有恢复等，因此医生不能只凭前列腺液常规检查结果就判断炎症情况，还得根据前列腺指诊和前列腺 B 超结果来印证检查结果是否准确。

何时采集前列腺液检查才准确

患者提问：

今年我们单位组织查体，查出我前列腺稍大，还伴有结石，医生要求我去专科医院进一步检查前列腺液，我应该做什么准备呢？

医生答疑：

为了保证检查的精确性，患者在做前列腺液检查需要做好以下准备。

1. 禁欲 3 ~ 5 天。精液中，1/3 是前列腺液，如果检查前发生射精情况，会导致前列腺液量不够，出现取检不出的情况，而且排精及情绪兴奋会使前列腺液中的白细胞计数增高，影响诊断。一般检查前以禁欲 3 ~ 5 天为宜，尽量不要超过 7 天，超过 7 ~ 10 天，可能会出现白细胞量积聚的情况，同样会造成有炎症的假象。

2. 排空尿液。医生在为患者取前列腺液时，会用手指按摩前列腺，患者可能出现尿意等不适症状，因此最好在检查前排空尿液。

3. 快速送检。前列腺液送检时间如果过长，可能出现标本干枯的现象，检验的准确性就会大打折扣，因此患者最好提前熟悉缴费、送检的路程。

采集前列腺液有没有好方法

患者提问：

我患慢性前列腺炎十几年了，时好时坏，每次就诊，大夫总让我检查前列腺液，有时弄了半天还取不出来。我都恐惧前列腺按摩了，有没有简便易行的按摩取液方法？

医生答疑：

采集前列腺液时，患者一定要先排空尿液。采集的方法，一般是患者站立，保持弯腰的姿势，臀部要抬高，这种姿势多用于青年人；或是采取右侧卧位，最常用的方法是胸膝位，多用于中老年或有心脏病、高血压的患者，以免高度紧张引发不测。然后医生将手指缓慢从肛门插入并触摸前列腺，这时患者要按医生的指示张口呼吸并放松肛门，以配合医生操作。医生一手按摩前列腺，使前列腺液从尿道口流出或滴出，一手用玻璃片或玻璃管收集好前列腺液。

可以说，采集前列腺液的关键就在于前列腺按摩的手法，按摩手法得当，采集起来就十分顺利。我改良的前列腺按摩方法（发表在2007年2月的《中国性科学》杂志上）如下：在前列腺外上缘适度按压，食指第一指关节弯曲，以增加按压面积，稍停顿2～5秒，促使腺管液体充分引流；然后伸直关节，缓缓自外上向内下按压，分别在两侧叶中间及中央沟处停顿，对待侧叶方式等同。按压中央沟时指关节适当弯曲，适当用力停顿，伸直关节缓缓向下，中间位置及下方稍停顿，若尿道口无液体流出，可用手指由尿道后端向前撵。

改良后的前列腺按摩的特点是：由传统按压 7 次减少为 3 次，降低了患者痛苦，同时比传统方法出"液"率高。

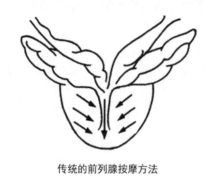

传统的前列腺按摩方法

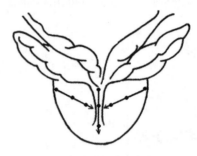

改良的前列腺按摩方法
注：图中的点为停顿点

前列腺按摩方法

教科书上传统的前列腺按摩方向值得商榷

患者提问：

这次取液这么简单，上次别的医生给我按摩取前列腺液，最后也没取出来，这是因为我前列腺的问题吗？

医生答疑：

取液是否成功，当然跟个人前列腺有关系，但更主要的取决于取液手法。传统的取液方法是自前列腺两侧叶由外上向内下自上而下按压，最后从中央沟自上向下按压一次，使前列腺液自尿道外口溢出。但前列腺在尿道部"生殖窦"有数个开口，开口的位置是固定的，集中在中间部，传统的第二、三次按压偏低于溢液口，这样自然不利于前列腺液的按出。

我使用的取液方法是经过改良的，自外上缘向内下缘适度按压，按压方向直接对准溢液口，同时可以分别由前列腺两侧平行向中部排液口按压，也可以由前列腺外下向内上按压。这样大大提高取液成功率。我曾遇到过百余例多方按摩不出的患者，采用此法，每每奏效。

所以教科书上传统的前列腺取液方法是值得商榷的。

怎么读懂前列腺液检查单

患者提问：

怎么看前列腺液检查单？我想知道前列腺炎到底是由什么因素引起的，但每次看诊时看医生那么忙，我都不好意思问。

医生答疑：

看前列腺液检查单，主要看其中 8 个方面的变化。

1. 外观。正常成人前列腺液较稀薄，呈淡乳白色，不透明，有蛋白光泽。有炎症时是偏黄色或浑浊黏稠。

2. 酸碱度（pH 值）。正常成人的前列腺液 pH 值为 6.4 ~ 7.0，微酸性，有炎症时 pH 值往往会增高。

3. 卵磷脂小体。正常前列腺液中卵磷脂小体几乎布满视野，检查单上标为＋＋＋ ~ ＋＋＋＋；有炎症时卵磷脂小体减少，并有聚集成堆分布或分布不均，炎症较重时，卵磷脂小体可被巨噬细胞或中性粒细胞吞噬而明显减少或消失。同时，也可随年龄增大而递减。

4. 红细胞（RBC）。正常前列腺液的红细胞参考值 <5 个 /HP，有炎症、结石、结核和恶性肿瘤时，可见红细胞增多。

5. 白细胞（WBC）。正常前列腺液的白细胞参考值 <10 个 /HP，有炎症时白细胞增多。

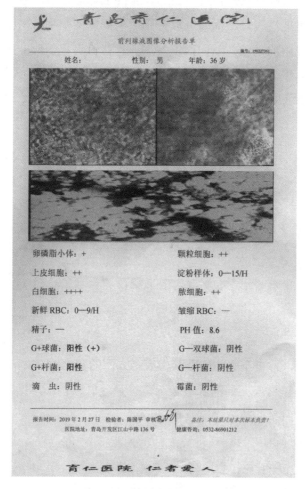

前列腺液检查单

6. 前列腺颗粒细胞（MC）。前列腺颗粒细胞就是吞噬了卵磷脂颗粒的巨噬细胞，属于白细胞的一种，能吞噬细菌等病原体。正常前列腺液中存在极少数前列腺颗粒细胞，正常参考值为小于 1 个 /HP，有炎症时会增多，老年人也可见此种细胞增多。

7. 脓细胞（PC）。脓细胞是指炎症引起的坏死和变性的白细胞，正常前列腺液内无脓细胞，但当前列腺受到感染时，白细胞就会集中到前列腺将病菌包围、吞噬、消化掉，之后白细胞也会坏死，变成脓细胞。

8.滴虫与霉菌。正常情况下前列腺液内无滴虫和霉菌，但有滴虫和霉菌感染时可在前列腺液内检出。

前列腺直肠指诊和取液是一回事吗

患者提问：

我最近排尿不太舒服，怀疑自己是不是有前列腺炎，打算去医院检查，听朋友说要做前列腺直肠指诊和取液，这是一回事吗？

医生答疑：

前列腺直肠指诊，就是医生将食指从患者肛门深入直肠深部，通过直肠壁去触摸前列腺以确认前列腺的质地、大小、边界等外形特征的一种检查方式。取液是指诊检查完，通过按压取出前列腺液，以便化验。

具体的检查流程一般如下。

1.患者先排空尿液，上床采取胸膝位，或是站立在检查台边，腹部靠近检查台，一侧弯腰接受检查，年老体弱或重病患者可采取趴卧或侧卧位。

2.医生戴好医用消毒手套或指套，涂抹润滑剂，然后让患者张口放松，用食指轻轻按揉肛门后缓慢伸入直肠深部，指腹向下，在距离肛门3～5厘米的地方会摸到一个栗子大小的东西，这就是前列腺。正常的前列腺边缘清楚，质地软无硬结，中央沟稍凹陷。

3.采集前列腺液时，可采用上述改良的前列腺按摩方法取液，这时患者会产生一种排尿感，并有灰白色液体从尿道流出，这就是前列腺液。

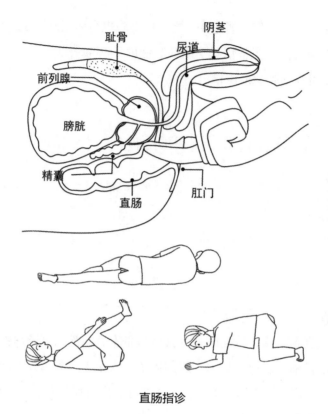

直肠指诊

为什么前列腺指诊和镜检不容忽视

患者提问：

我患慢性前列腺炎快 20 年了，四处求医，都快没有信心了。一位基层的医生让我到北京大医院好好检查前列腺液，看看到底是什么原因。结果北京一位享受国务院政府特殊津贴的教授却说前列腺炎不需要按摩化验，只要做尿常规和 B 超就可以了，但我的一个医生朋友却说前列腺指诊和镜检不容忽视，到底谁的说法更准确呢？

医生答疑：

你提出的这个问题，我也常常听说，正巧我参加了 2018 年 7 月 28 日在呼伦贝尔举办的中国民族医药学会男科学术论坛，会上有位著名的专家也提出了同样的观点。我认为该提法不妥，对此我做如下阐述。

1. 从前列腺炎诊断中看指诊和镜检的重要性。前列腺炎是男性常见病、多发病，国外报道前列腺炎发生率为 6.3% ~ 73%，我国 25 ~ 40 岁的男性患有慢性前列腺炎的概率与国外基本一致。前列腺炎患者多表现为会阴区疼痛、排尿异常、神经衰弱，甚至有性功能障碍、不育症。治疗迁延难愈，患者痛苦不堪。当前列腺感染时，前列腺指诊就显得尤为重要，前列腺的大小、质地、有无压痛、结节、中央沟是否表浅等，前列腺液常规分析情况，如 pH 值、卵磷脂小体、白细胞、红细胞、颗粒细胞的多少等将为前列腺炎的分型、诊断、治疗提供重要的参考依据。特别是细菌性前列腺炎，如果有严重的感染，不进一步检查治疗，就可能感染扩散到精囊、附睾。所以，前列腺指诊和前列腺液镜检的重要性不言而喻。

2. 在前列腺炎的诊断中，指诊容易发现前列腺增生。前列腺增生有年轻化趋势，与前列腺炎往往并存。前列腺增生是中年男性的常见病，发病率随年龄增加而递增，夜尿增多是增生的信号。有个好记的笼统数据：40 岁发病率达 40%，50 岁以上发病率为 50%，而 70 ~ 80 岁以上发病率几乎为 100%。增生时腺体长度和宽度增大，边缘清楚，表面光滑，质地中等富有弹性，中央沟变浅、消失或隆起，所以，前列腺指诊容易发现，并初步诊断前列腺增生的程度。

3. 前列腺指诊对于早期发现前列腺肿瘤有重要意义。南京中医药大学附属医院徐州市中医院泌尿男科、硕士研究生导师张星在本次大会上发表了演讲。在他的 PPT 中，中国的前列腺癌居肿瘤排行榜第 6 位，且近 10 年来持续增长；美国前列腺癌居肿瘤排行榜第 1 位，死亡率居第 3 位。中国工程院院士、著名泌尿外科专家郭应禄教授和北京大学第一医院泌尿外科副主任张骞在 2014 年的北京卫视《养生堂·通调人体的"黄金水道"》中谈到，早期前列腺癌的 5 年生存率接近 100%，10 年生存率也有 98%，早期发现的第一步就是前列腺指诊。在本次大会演讲的广州中医药大学第一附属医院邱云桥教授在《中青年前列腺癌筛查的重要性》报告中讲道："英国患前列腺癌的病例为最小年龄 36 岁，我国患前列腺癌的最小年龄为 37 岁。"邱教授列举临床一例 40 多岁患者，四处求医按前列腺炎治疗效果不佳，最后邱教授给患者确诊为前列腺癌且转移其他脏器，最终没有挽回生命。假如这位患者在几年的就诊期间，进行一次指诊就有可能避免误诊。前列腺肿瘤与前列腺增生同样越来越年轻化。我在临床中遇到两例列腺炎就诊的患者均 40 岁，一例患者的前列腺质韧，有结节，有家族史，嘱上级医院进一步检查确诊为前列腺癌；另一例患者，前列腺按摩后有血尿，嘱上级医院检查被青岛大学附属医院确诊为前列腺肉瘤。

4. 在前列腺指诊过程中容易发现其他疾病。指诊容易发现肛肠疾病、直肠疾病、有无赘生物如尖锐湿疣等，还可以发现前列腺硬化症、前列腺囊肿、精囊肿瘤，为前列腺炎鉴别诊断提供依据。前列腺指诊前后还可以顺便检查患者有没有精索静脉曲张、包皮是否过长、龟头或包皮有无炎症、溃疡、赘生物，尿道口有无皱褶、红肿、分泌物等，因为前列腺有可能被衣原体、支原体、人乳头瘤病毒、梅毒螺旋体等性传播病原体感染或并存。比如，反复包皮炎，加上女方有霉菌性阴道炎，配合指诊有利于霉菌性前列腺炎的诊断。精索静脉曲张、痔疮与前列腺炎有相关性，专家认为可用"盆腔静脉性疾病一体化"这个新观点理解，并建议三者有机整合，予以综合治疗，利于前列腺炎的康复。前列腺炎患者有紧张、焦虑、恐惧等心理问题，指诊时心理紧张或有心理问题的患者往往有肛门紧闭、身体紧张出汗等反应，手指插入相对困难，对疼痛特别敏感，甚至拒绝指诊。

5. 前列腺指诊按摩有利于帮助前列腺炎患者的康复。中国科学院院士、著名泌尿外科专家吴阶平教授认为前列腺炎有三种比较可靠的治疗方法，一是前列腺按摩，二是温水坐浴，三是中医中药。北京大学第三临床医院的杨文质教授、中国中医科学院广安门医院的贾金铭教授、海军总医院的江海身教授分别来过我们医院，与几位教授专门谈及我改良的前列腺按摩方法，得到前辈们的认可。他们均认为前列腺按摩简单有效，是治疗前列腺炎的方式之一。我的恩师齐来增教授作为北京中医男科创始人之一，也推崇前列腺指诊按摩，并多次提及杨文质教授每次给前列腺炎患者复诊都进行按摩或镜检。中日友好医院曹兴午教授在《男性不育诊疗资料汇编》中"前列腺液常规检查的几个问题"一章里，主张前列腺炎重在排浊，按摩易行、实用。前列腺有 15 ~ 30 个腺管，有 30 ~ 50 个管状腺泡，感染往往是在腺管、腺泡及间质中，按摩能促进炎性分泌物流出，改善局部血液循环，利于炎症消退吸收，特别适用于前列腺饱满、分泌物较多的患者，是治疗的好手段，医患都乐于接受。

6. 前列腺液镜检对前列腺炎有很高的诊断价值。曹兴午、李宏军、白文俊主编的《精液脱落细胞学与睾丸组织病理学》第十二章"前列腺液检查与脱落细胞学"指出，前列腺液检查是一项对前列腺疾病诊断很有价值的检验项目。书中罗列了大量图片，证实了前列腺液镜检对诊断感染、结石等等疾病的重要临床价值。马永江、安崇辰主编的《中西医结合男科学》，顾方六主编的《现代前列腺病学》都称"前列腺液图片镜检是前列腺炎诊断重要而又较简便、快捷的方法"。马全福主编的《前列腺炎与前列腺增生》，张元芳、吴登龙主编的《男科治疗学》也提出"前列腺液的显微镜检查在慢性前列腺炎的诊断和分类中非常重要"。赵连华、王相泽、赵广明等在《中华男科学杂志》发表的《卵磷脂小体在前列腺炎诊断中的意义》中阐述镜检方便直接，临床意义深远。特殊的前列腺炎，如真菌性、滴虫性、病毒性、结核性、淋菌性、梅毒性、支原体性、衣原体性、包虫性、丝虫性、肉芽肿性、布氏杆菌性、阿米巴性前列腺炎都可以通过前列腺液查到。有经验的检验师也可以发现肿瘤细胞。北京协和医院李宏军编著的《前列腺炎防治手册》中也有论述。

7. 前列腺指诊与常规镜检利于中医的微观辨证理法方药。本次会议上南京中医药大学、盐城市中医院男科朱勇主任在《前列腺切诊初探》中论述，肛门指诊是男科临床诊疗中最常见的方法之一，其操作简单方便，具有较高的实用价值。朱主任等将用于指导中医辨证施治的前列腺指诊称之为切诊，分别将前列腺的饱满、大小、质地、疼痛、液量、色泽等与湿热蕴结、气滞血瘀、肾气亏虚、痰瘀互结、热盛肉腐等有机结合，作为中医辨证分型的重要参考依据之一，不需要相关仪器参与，具有较好的推广价值。世界中医药联合会男科专业委员会会长曾庆琪教授在《慢性前列腺炎微观辨证》中阐述："用现代医学方法研究慢性前列腺炎的中医辨证，用中国知网（CNKI）进行文献整理和分析并综述，为中医微观辨证提供参考。"浙江中医药大学附属第二医院泌尿男科黄晓军等 2013 年发表的《慢性前列腺炎中医证型与前列腺触诊相关性的文献研究》中对近 30 年慢性前列腺炎资料进行检索文献 55 篇，经规范后共获得 25 个中医证型，慢性前列腺炎中医证型和前列腺触诊有一定的相关性。

综上所述，前列腺炎患者只做尿常规和 B 超，对前列腺炎的诊断依据远远不够，患者为前列腺炎急性期、前列腺脓肿、结核、肛门疾病等不适宜指诊。就诊治前列腺炎而言，指诊与镜检更为重要。

为什么进行前列腺按摩后白细胞反而增多了

患者提问：

我是一位慢性前列腺炎患者，接受中西医结合治疗一个多月，症状有所缓解，复查前列腺液常规，结果白细胞反而增多了，这是怎么回事？

医生答疑：

男人患前列腺炎时，前列腺管和腺泡被活的或死的细菌及其代谢产物和组织反应的渗出液体堵塞，会形成一个炎性环境。通过对前列腺进行按摩解除这些腺管的梗阻，使里面的炎性液流出来，留取标本去化验，同时按摩也有治疗的作用。

在临床资料中，我们统计 100 名疑难案例，这些患者按摩取前列腺液时相对较难，液体流出较少、较黏稠，白细胞、脓细胞的检出率高达90% 以上。如果患者还伴有一过性疼痛的感觉，解脲支原体感染检出率会高达 70% 左右，而且多种病原微生物复合感染较多。

前列腺由 15 ～ 30 个腺管组成，说不定是哪个腺管会感染，由于病程较长，腺管感染严重，日积月累形成脓栓，不一定能够按摩出来，又因为解剖、体位或医者因素有的区域不一定按摩得到。经过治疗腺管通了，再进行前列腺按摩时，流出的液体炎症更重，可能是一种好转的迹象，其实不是越治越重，必须辩证地看待白细胞增多的结果。

诊断前列腺炎是以前列腺液的检查为标准吗

患者提问：

我今年 35 岁，患慢性前列腺炎 10 多年，只在小门诊吃药打针，从没有做过系统检查，现在想去医院做个前列腺液的检查，诊断前列腺炎是以前列腺液的检查为标准吗？

医生答疑：

前列腺炎的确诊，当然不能只是看前列腺液的检查结果，还要根据患者自述的症状、直肠指诊和 B 超、尿液常规等检查来综合判断。

首先，医生要询问患者是否有尿频、尿急、尿不尽等尿道症状，或是腰骶、小腹、会阴区及精索、睾丸疼痛症状，是否伴有勃起功能障碍、早泄、遗精和焦虑、抑郁等症状。

其次，进行前列腺直肠指诊。正常的前列腺和栗子差不多大小，表面规则，边缘清楚，无硬结及柔韧区。如果有慢性炎症，直肠指诊时就会发现前列腺压痛不适，中央沟变浅，同时可触及局限性的硬结及局限性的柔韧区。

再次，要看前列腺液的检查结果。如果前列腺液浓厚，呈黄色或淡红色，浑浊，pH 值高于 7.0，白细胞数量增多（＞10 个 /HP），卵磷脂小体减少，且有聚集成堆或分布不均的现象，前列腺颗粒细胞数量增多（＞2 个 /HP），就说明前列腺已有炎症。

最后，还要看前列腺的 B 超检查结果。正常前列腺横径约 4 厘米，纵径约 3 厘米，厚径约 2 厘米，横切面呈对称而圆钝的三角形，上大下小。如果患有慢性前列腺炎，腺体稍大或稍小，声像图呈对称的栗子形或半月形，包膜回声增厚，且厚薄不均，但一般仍保持其完整性和连续性，内部回声增多，光点大小不等，分布不均。

急性细菌性前列腺炎好治吗

患者提问：

我最近尿频尿急得厉害，还有发热的感觉，去医院检查，医生说我患有急性细菌性前列腺炎，这个病好治吗？

医生答疑：

急性细菌性前列腺炎，是由细菌引起的前列腺组织的急性炎症，如果不及时治疗，炎症就会进一步发展形成脓肿，或感染进一步扩散。细菌感染、疲劳、感冒、过度饮酒、性欲过度、使用尿路器械检查，或对慢性细菌性前列腺炎患者进行前列腺按摩过度，都可能诱发急性细菌性前列腺炎。

这个病发作起来快，还可能引发急性尿潴留、急性精囊或附睾炎及输精管炎、急性膀胱炎、性功能障碍等并发症，只要及时给予抗生素治疗，大量饮水，忌饮酒和食用刺激性食物，很快就会痊愈。

为什么慢性前列腺炎缠绵难愈

患者提问：

我爸得慢性前列腺炎 10 多年了，看了很多医生，吃了很多药，但过一段时间就复发，搞得我爸情绪特别不好，动不动就冲人发火，严重影响我们家的家庭团结。我想知道，我爸的慢性前列腺炎难道治不好了吗？这个病为什么这么难治呢？

医生答疑：

前列腺炎是男性常见病，在 20～50 岁的中青年中，发病率高达 25% 左右。该病病因尚未阐明，且临床治愈率低，易反复发作。那么，前列腺炎为何迁延难愈呢？

1. 从解剖因素谈起，前列腺位于膀胱颈部，包绕尿道的根部，其腺管与下行的尿道形成直角，前列腺液不断向尿道排泄。当前列腺发生炎症时，不利于炎性液体引流，相反还利于尿道内的细菌进入腺体。并且，前列腺与邻近的精囊、膀胱、尿道、直肠感染互为因果，相互并存。

2. 从生理方面来讲，前列腺的主腺受雄性激素调控的影响，并参与兴奋及性高潮平滑肌的强烈收缩。青壮年男性容易出现性冲动，过度自慰、忍精不射、压迫尿道避孕等，可使腺体反复充血。资料表明，若无性高潮，男性的性消退期为 2～24 小时，有高潮的性消退期为 15～30 分钟。患者若无良好规律的性生活，会加重炎症的程度。前列腺有一层脂质包膜，它具有类脂类屏障的生理作用，能阻止抗生素进入，从而使药物难以发挥治疗作用。

3. 微量元素与前列腺的关系亲密。前列腺液中具有抗菌活性的物质，它是一种含锌蛋白，其活性成分是锌。当腺体感染时，锌大量减少，降低了其抵御再感染的能力。通过离子导入锌元素后，可提高该病的治愈率。

4. 慢性前列腺炎的局部病理过程是，腺体充血、水肿、炎症，腺管淤阻，形成病灶及其周围纤维化、血液循环障碍，最后导致腺泡分泌紊乱、代谢失调。临床上用药若不结合它的病理，单纯追求"消炎"疗法，也仅在该病急性发作时有效。

5. 慢性前列腺炎的病原微生物随年代的改变而有所变化。在 20 世纪 80 年代，该病主要由大肠杆菌感染引起；而 20 世纪 90 年代后，葡萄球菌引起该病的比例偏高，且出现复杂化，L 型细菌也不断出现。特别是性传播疾病的蔓延，致使淋球菌、衣原体、支原体等引起的感染急剧上升。这些病毒会单纯感染，也会混合感染。因传染性病原菌感染该病的患者，应该是夫妻同治，否则只能事倍功半。

6. 在该病的治疗上，大多数学者主张应用喹诺酮类、磺胺类药物。前列腺液培养和药敏试验结果，虽然提供了用药依据，但临床上往往造成患者的菌群失调。近几年普遍使用直接向腺体内注射药物的方法，疗效并不是很好，且易出血、再感染及形成硬结。患者盲目服用强肾壮阳的"春药"，以及含性激素的"保健品"，也是导致前列腺病难治的原因之一。

7. 慢性前列腺炎的症状有三点：一是排尿异常；二是身体疼痛不适，如小腹、腰骶、外生殖器等；三是神经衰弱，如乏力、失眠、遗精、早泄、勃起障碍等。有些患者经过正规治疗，化验指标基本正常，但还有这样或那样的症状，可能是心理、精神因素所致。同时，也要注意该病与慢性尿道炎、前列腺痛、前列腺增生、肿瘤、结石等的区别。患者平时应建立良好的生活习惯，如忌烟、酒和辛辣、高脂食物等；骑车、开车时间不要过长；有规律地进行性生活等，以减少本病的复发。

慢性前列腺炎并非不治之症，关键在诊断、分类、分型基础上，制订相应的治疗方案。目前专家推荐的方案就是坐浴、按摩、服用中药等。患者只要树立信心，坚持综合治疗，不盲目乱治、误治，康复是有希望的。

什么是前列腺炎患者的"八少八多"口诀

患者提问：

我听朋友说前列腺炎患者在调养上有个"八少八多"的口诀，具体是什么样的呢？

医生答疑：

不良的生活习惯是诱发前列腺炎的重要因素，如果能够做到起居有常，饮食有节，自然能够远离前列腺炎的困扰，这就需要男性朋友们在日常生活中牢记"八少八多"的口诀。

少烟多茶，少酒多水。

少糖多果，少肉多菜。

少盐多醋，少怒多笑。

少药多练，少车多步。

慢性前列腺炎可以根治吗

患者提问：

我的慢性前列腺炎反反复复，总也治不好，这个病难道没办法根治吗？

医生答疑：

从理论上来讲，慢性前列腺炎是可以根治的，临床上也确实有一些患者治愈后没有复发。虽然慢性前列腺炎的缠绵难愈给患者的身心造成了巨大的痛苦，但前列腺炎并不是多么可怕的疾病，它既不会危及生命安全，也不会严重损害身体机能，因此患者朋友们应该正确地看待它，不要背负过重的心理包袱。

而且，慢性前列腺炎是自限性疾病。自限性疾病就是疾病在发生发展到一定程度后能自动停止，逐渐康复，并不需要特殊治疗，只需要对症治疗，靠自身免疫就可痊愈。很多慢性前列腺炎患者发现，有时即使不经药物和手术治疗，通过饮食调养，改变熬夜酗酒等不良生活习惯，也能自愈。因此，在治疗慢性前列腺炎时，也是有症状的患者就接受治疗，没有症状的患者就可以不必接受治疗。慢性前列腺炎只要诊断清楚，有针对性地综合治疗，避免诱发因素，大多数是可以好转或病愈的，尤其是年轻人。

中医如何辨证治疗前列腺炎

患者提问：

　　我爸最近查出来得了前列腺炎，但他不想吃西药，想吃中药治疗，我想问问中医是怎么治疗这个病的？

医生答疑：

　　前列腺炎这个病中医可以治，但要辨证治疗。

　　对于急性前列腺炎，现代中医学将其细分为两类。

　　1.湿热壅滞型。典型症状：最初发病时往往是恶寒与发热交替出现，定时或不定时作，而且有尿频、尿急、尿不尽等症状，后来就开始出现尿道灼热刺痛，或伴有血尿、会阴坠痛、口干、口苦而黏、大便秘结、小腹胀痛等症状，舌红、苔黄腻，脉滑数。治疗方案：清热利湿，在方药上多使用八正散加减。

　　2.热毒炽盛型。典型症状：前期发病与湿热壅滞型的区别不大，但到了后期会出现高热不退、口渴喜饮、会阴部热痛、尿少尿闭的现象，或是伴有脓血尿、尿道灼痛、小腹胀痛，大便秘结的症状，舌红、苔薄黄，脉弦数。治疗方案：泻火解毒，在方药上多使用龙胆泻肝汤加减。

　　对于慢性前列腺炎，现代中医学将其细分为六类。

　　1.湿热下注型。典型症状：这种慢性前列腺炎的病程较短，小便黄、量少，尿频，尿急，尿道灼痛、刺痛，会阴及小腹胀痛，尿道滴白量多，口干、口苦而黏，舌苔黄腻，脉弦滑而数。治疗方案：清热利湿，在方药上多选用萆薢分清饮加减。

　　2.阴虚火旺型。典型症状：这类患者往往会有腰膝酸软、头晕眼花、夜眠遗精、阳事易举等症状，而且在排尿完或大便时有白浊滴出，甚至欲念萌动时常自行溢出精液，或有血精，舌质红苔少，脉弦细数。治疗方案：滋肾养阴，清泄相火，在方药上可选用知柏地黄丸加减。

3.气滞血瘀型。典型症状：这类慢性前列腺炎的病程往往较长，而且疼痛症状明显，疼痛部位从小腹蔓延至睾丸及下腰部，排尿时会有尿滴白、小便淋沥涩痛、血尿等症状，肛检前列腺时会发现质地较硬，或有结节、压痛明显，舌质暗，或有瘀点、瘀斑，脉涩。治疗方案：行气止痛，活血化瘀，在方药上多选用复元活血汤加减。

4.肾阴不足型。典型症状：这类慢性前列腺炎迁延难愈，大多由患者久病体虚，或是过度自慰或性生活频繁所致，致使尿末滴白、尿道口时流黏液、小便滴沥不尽、腰膝酸软、五心烦热、头晕耳鸣、失眠多梦、遗精早泄、性功能减退等，舌红少苔，脉细数。治疗方案：补肾涩精，滋阴降火，在方药上多选用大补阴丸加减。

5.肾阳虚损型。典型症状：尿频，尿道滴白，手脚冰凉、畏寒怕冷，小腹、会阴胀痛不适，阴囊湿冷，早泄遗精，头晕，舌苔白腻，脉沉细。治疗方案：温补肾阳，在方药上多选用金匮肾气丸加减。

6.中气不足型。典型症状：小便清长或尿频而不痛，尿末滴白，会阴胀痛，神疲乏力，少气懒言，纳食不香，舌质淡、舌苔白滑，脉沉弱。治疗方案：补中益气，升清降浊，在方药上多选用补中益气汤加减。

治疗慢性前列腺炎的方法有哪些

患者提问：

我舅舅的慢性前列腺炎治了好几年都没好，是因为治疗方法不对吗？慢性前列腺炎的治疗方法有哪些啊？

医生答疑：

慢性前列腺炎的治疗目标主要是缓解疼痛、改善排尿症状和提高生活质量，只要症状有所改善，治疗就算是有效的。对于慢性前列腺炎，目前临床上主要采取的是以下几种方法。

1. 一般治疗。对于症状较轻的慢性前列腺炎，医生一般都会建议患者做一般治疗，包括：调整生活习惯，自我进行心理疏导，保持开朗乐观的生活态度，戒酒，忌辛辣刺激食物，避免憋尿、久坐及长时间骑车，注意保暖，加强体育锻炼。

2. 药物治疗。如果患者的症状比较明显，而且影响日常生活和工作，就需要接受药物治疗了。药物治疗就是根据患者的具体症状，采用抗生素、α - 受体阻滞剂、植物制剂、非甾体抗炎镇痛药、非甾体消炎药、M- 受体阻滞剂、抗抑郁药及抗焦虑药、中药等药物来缓解症状。其中抗生素治疗是最常用的治疗方法，治疗的疗程一般为 4 ~ 6 周。这都是专业书籍中的常规方法。急性前列腺炎具有传染性的病原微生物，我们主张适量应用抗生素，而对于慢性前列腺炎，最好以中医治疗为主。

3. 前列腺按摩。研究显示，适当的前列腺按摩可促进前列腺腺管排空并增加局部的药物浓度，进而缓解慢性前列腺炎患者的症状，因此常作为慢性非细菌性前列腺炎的辅助疗法。

4. 生物反馈治疗。慢性前列腺炎患者往往存在盆底肌的协同失调或尿道外括约肌的紧张，通过生物反馈合并电刺激治疗，可使盆底肌松弛，并使之趋于协调，同时松弛外括约肌，从而缓解慢性前列腺炎患者的会阴部不适及排尿症状。

5. 热疗。通过多种物理手段所产生的热效应，比如温水坐浴，可促进前列腺组织血液循环，加速新陈代谢，有利于消炎和消除组织水肿，缓解盆底肌肉痉挛等。因为高温会杀死精子，未婚及未生育的患者不宜使用。具有超声或红外线的热疗前列腺治疗仪，有较强的穿透或活血通络效果，但对于有生育愿望的不适用。

为什么不提倡用抗生素治疗慢性前列腺炎

患者提问：

我老公得慢性前列腺炎好几年了，总是治了又犯，犯了又治，总也不好。我看每次医生都是给予抗生素治疗，是不是因为我老公对这些抗生素都有抗药性了，所以才总是治不好？

医生答疑：

很多前列腺炎患者在确诊后，都会被医生建议做抗生素治疗，但往往没什么效果，或是开始治疗的时候有效，感觉症状明显减轻，可是治疗结束后没多久，症状就又恢复了。这是为什么呢？因为我们对慢性前列腺炎的认知有偏差。

前列腺炎虽然有个"炎"字，但它不是炎症，而是前列腺腺体受损而出现的疾病状态。之所以要把它归在炎症类型，是因为前列腺腺体受损后，局部代谢不良，所以会有大量的代谢垃圾在不良的部位淤积不通，从而形成炎症症状。细菌性前列腺炎因为是细菌感染引起的，算是炎症，许多前列腺疾病相关专著及教科书认为，这只占了前列腺炎的5%～10%，剩下的90%～95%多是非细菌性的慢性前列腺炎，是病原体感染、炎症和异常的盆底神经肌肉活动和免疫异常等共同作用的结果，因此单靠抗生素来杀菌消炎，自然是不够用的。

更何况，目前临床上针对前列腺炎的治疗，一般使用的是广谱抗菌药，特点是抗菌范围广泛，抗菌谱大，对细菌的杀伤力强，如果是细菌感染，抗生素确实能有效地解决问题。但对于非细菌性的慢性前列腺炎，只能暂时抑制炎症的症状，并不能从根本上祛除病因。因此总是治疗一段时间后，等到患者体内的抗生素浓度下降，炎症症状就会再次冒出来，可谓是治标不治本。

对于慢性前列腺炎而言，只有针对腺体病灶进行修复性治疗，才能真正让患者的病痛减轻，而不是滥用抗生素治疗，以免造成菌群紊乱、产生耐药性等问题。

可以用治疗乳腺炎的方法治疗前列腺炎吗

患者提问：

我在一份健康类的报纸上看到，可以用治疗乳腺炎的方法治疗前列腺炎，这是真的吗？是根据什么原理得出的这个结论呢？

医生答疑：

你看到的文章，应该就是我写的《防乳腺之法异病同治前列腺炎》。该文章 2019 年 4 月 24 日发表在《健康报·中医导刊》上。

前列腺炎是男科常见病、多发病，病因复杂，迁延难愈，容易复发。中医古代无前列腺炎这一病名，类属"精浊""精尿""劳淋""淋浊""白浊"等。《诸病源候论》云："诸淋者，由肾虚而膀胱热故也。"张景岳谓："淋如自浊者，此惟中气下陷及命门不固之证也。"

我从事男科临床工作 33 年，接诊数万例前列腺病患者，按摩前列腺流出的乳白色液体，让我联想到乳汁，进一步发现男性前列腺和女性乳腺在结构、功能等方面存在很多相似之处。而且从中医经络学角度看，乳房与前列腺皆与肾经、肝经及阳明胃经连属；从藏泄功能讲，皆既藏又泄；在病因方面，也都与湿热、肝郁、肾虚等有关。所以，笔者想是否可以仿照乳腺炎的治疗方法来治疗前列腺炎呢？

其实，早在殷墟甲骨文中就有："贞：（御）帚（妇）印乃（奶）

执？"这里"奶执"是指乳头堵塞不通的病症。《黄帝内经》中有关于乳房的经络和生理、病理方面的论述。《灵枢·经脉第十》："黄帝曰：经脉者，所以能决死生，处百病，调虚实，不可不通。"后有《千金方》《外科精要》《妇人大全良方》等对乳房病的论述更为详尽。由此可见，历代中医文献对乳房的生理病理、病因病机、诊断治疗、预防及护理等均有非常丰富的记载。

古代有关于多种乳腺疾病的论述，包括乳痈、乳疽、乳中结核、乳痰、乳岩等。以乳痈（相当于急性乳腺炎）为例，乳痈之名最早见于皇甫谧的《针灸甲乙经》。《肘后备急方》指出"乳汁不得泄，内结名妒乳"，首次提出乳汁瘀滞引起乳痈，采用蒲公英生捣外敷和煎汤内服的治疗方法至今仍被沿用。此外，蒲公英也被我们用于前列腺炎的治疗，中药汤剂中常加用蒲公英。《诸病源候论》载有"乳汁蓄积，与血相搏，蕴积生热，结聚而成乳痈"，提出乳痈初期的治则："初觉便以手助捻去乳汁，并令旁人助嗍引之。"宋元时期，中医对乳痈的认识和防治措施不断深化，在理论上有了新的发展。陈自明在《妇人大全良方》中记载了治疗乳痈的方药，有散剂、水煎剂及酒煎剂、外洗、外敷等，并介绍了按摩和吸奶等疗法。

所以，我们总结历代医家在治疗不同病因、不同性质类型的乳腺炎的方法，根据中医异病同治的理论，在临床治疗慢性前列腺炎时，应用清热解毒、托里排脓、祛腐生肌、通络和营、养气养血等治法，方药中的黄芪、王不留行、漏芦、路路通、山甲、麦芽、小茴香等成为我们治疗前列腺炎的常用之药，再配合中医按摩疗法促进炎性液体流出，取得了较好的疗效。

患前列腺炎会有尿蛋白吗

患者提问：

我今年 30 岁，患慢性前列腺炎 5～6 年了，最近在单位查体时发现尿中有蛋白，终检医生怀疑我可能有肾炎，结果肾功能正常，请问前列腺炎会引起尿蛋白吗？

医生答疑：

前列腺具有内分泌功能，每天静态分泌 0.5～2 毫升前列腺液，青年人分泌旺盛，有时晨起时会有尿道糊口现象。当前列腺发炎时，有些患者可能前列腺液分泌得就多，会随尿排出，在体检时就可能查出少量尿蛋白。有的被误诊为"肾病"或"隐匿性肾炎（IGA）"。当尿常规出现蛋白时，在排除肾脏疾病的情况下，可以考虑查前列腺液，前列腺有炎症也会引起蛋白尿。

我在临床遇到近百例慢性前列腺炎被误诊为"隐匿性肾炎"的病例。杭州一位 26 岁的小伙子因为体检查出尿蛋白，被诊断为"隐匿性肾炎"，恋爱中的女朋友告诉了父母，女方担心将来"肾炎"后患无穷，后期还要做透析，结果就分手了。小伙子失恋了，痛不欲生，后来被我们医院诊断为慢性前列腺炎，系统治疗 3 个月，基本治愈。

扬州的曹先生被当地医院诊断为"隐匿性肾炎"，服用激素 2 年，未见好转，又因生育障碍来就诊，被诊断为前列腺炎。经过半年的中西医结合治疗，现女方已经怀孕，曹先生还摘掉了肾炎的帽子。

淄博申先生被三家三甲医院诊为"隐匿性肾炎"，12 年来四处求医，某中心医院断定他仅能活 10 年，后被我院诊断为慢性前列腺炎，经过半年的治疗，消除了尿蛋白，基本治愈，患者家庭喜出望外。

可见，"隐匿性肾炎"有可能是个伪命题。

前列腺自我按摩的方法好学吗

患者提问：

我看网上说前列腺按摩对慢性前列腺炎的恢复有好处，但每次都要去医院找医生做按摩，实在是太麻烦了，难道不能自己在家里做按摩吗？

医生答疑：

相对于腰背部的按摩，前列腺按摩的技术要求特别高，特别讲究力度和部位的精准性，如果这两项达不到，不仅疗效会大打折扣，还可能损伤前列腺，导致病情恶化。因此，前列腺按摩最好找专业的医生来做，如果想要自己进行按摩，也必须找专业的医生进行学习，接受必要的指导。

患者自己在家进行前列腺按摩时，先要排空大便，彻底清洁肛门，然后采取下蹲位或侧向曲卧位，将一只手的食指戴上指套，并用医用液体石蜡或肥皂水润滑，伸入肛门，用食指的最末指节对着前列腺的直肠面，从外向内向下顺序对前列腺进行轻柔的按压，即先从腺体的两侧向中线各按压 3 ~ 4 次，再从中央沟自上而下向尿道外口挤压出前列腺液。

按摩的动作一定要轻柔，每次按摩 3 ~ 5 分钟即可，以每次均有前列腺液从尿道排出为佳。每次按摩治疗至少间隔 3 天以上，一般每周按摩 1 次。按摩完毕后，患者要立即排尿，让存留于尿道的炎性分泌物随尿液排出。

注意，如果在自我按摩过程中，发现前列腺触痛明显，囊性感增强，要及时到专科门诊就诊，以避免病情加重。

按摩治疗慢性前列腺炎也需要辨证施治吗

患者提问：

我听说按摩治疗慢性前列腺炎也需要辨证施治，不能自己在家里按摩，是这样的吗？

医生答疑：

通过按摩一些穴位，确实能够起到治疗慢性前列腺炎的作用，但因为患者大多没有掌握专业的按摩技巧，按摩的效果也就大打折扣。此外，在按摩治疗慢性前列腺炎方面，如果能够辨证施治，效果肯定会更好。所以，如果有条件，最好还是找专业的按摩医生治疗，如果自己按摩的话，最好先学习一下专业的按摩技巧。

如果你希望自己在家按摩治疗，就可以采用以下这种简单的按摩方法。（1）患者俯卧，由家人用手掌按揉患者的腰骶部数次，点按患者的命门、肾俞、次髎各半分钟，然后用手掌运摩患者的腰骶部3分钟。（2）患者仰卧，家人站在患者右侧，用手掌按揉患者的小腹部数次，再点按

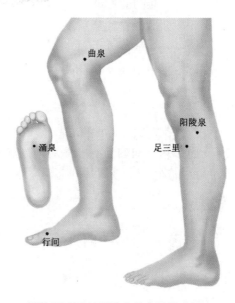

湿热下注型前列腺炎的穴位按摩图示

患者的气海、关元、中极、阳陵泉这四个穴位各半分钟，然后按揉涌泉穴半分钟，最后用手掌运摩患者的小腹部 3 分钟。

当然，如果你的家人有兴趣学习一些治疗慢性前列腺炎的专业治疗技能，也可以参考以下几种方法。

1. 湿热下注型治宜清热利湿。（1）选取肾俞、膀胱俞、八髎部位、气海、中极、关元、行间、足三里、曲泉等穴位。（2）患者仰卧，医者先对患者的气海、中极、关元三个穴位施用摩法按摩，一共约 8 分钟，然后再对着三个穴位施用振法按摩，大约 2 分钟。（3）对患者的肾俞、膀胱俞、八髎部位施用指推法按摩，大约 5 分钟。（4）点按患者的肾俞、膀胱俞、八髎部位、行间、足三里、曲泉这九个穴位，每个穴位 30 秒，然后再对各穴施用擦法按摩，患者感觉透热即可。

2. 热毒炽盛型治宜泻火解毒。（1）选取大椎、内关、外关、合谷、

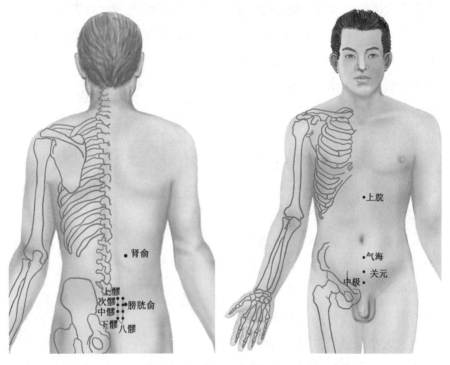

湿热下注型前列腺炎的穴位按摩图示

肾俞、膀胱俞、气海俞、小肠俞、八髎部位、阴陵泉、曲骨、中极、关元、三阴交等穴位。（2）患者俯卧，医者先用双手揉搓患者脊柱两侧的膀胱经，从肾俞穴到八髎部位，反复3～5次，然后用双手拇指交替按压膀胱经5～8次，再按揉大椎、肾俞、气海俞、膀胱俞、小肠俞、八髎部位、阴陵泉、内关、外关、合谷等穴位，各约1分钟，最后用手掌摩擦八髎部位，使患者感觉盆腔内有热感即可。（3）先双手对患者腹部施用拿法按摩，从上脘到中极，先轻后重，反复5～8次，然后双手对小腹两侧使用拿法按摩，以患者腹内有气动声为度；然后用拇指点按曲骨、中极两个穴位，先轻后重，直至肛门、阴茎发胀，大约3分钟即可；再点按三阴交、关元两个穴位约1分钟，最后用双手手掌推腹部5～8分钟。

注意，因为热毒炽盛型前列腺炎病情急重，因此按摩只是作为药物

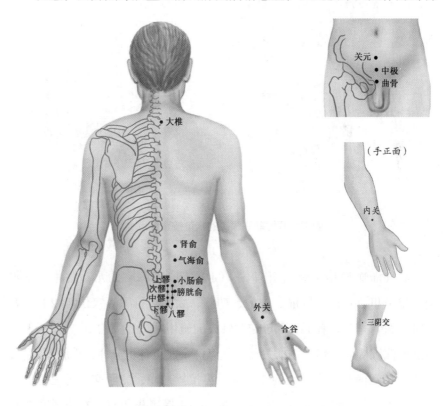

热毒炽盛型前列腺炎的穴位按摩图示

治疗的辅助治疗手段，而不能作为主要治疗手段。

3.阴虚火旺型治宜滋肾养阴，清泄相火。（1）选取气海、关元、心俞、肾俞、命门、气海俞、关元俞、八髎部位等穴位。（2）患者仰卧，医者先对气海、关元两穴施用摩法按摩，约5分钟，然后对两穴施用滚法，约2分钟，再点按两穴各1分钟。（3）医者先对患者背部的膀胱经施用滚法按摩，按摩时以心俞、肾俞、命门、气海俞、关元俞、八髎部位为重点，每个穴位大约1分钟；然后对这些穴位施用擦法按摩，以患者感觉有热感为度，大约8分钟，最后对患者腰骶部施用振法，并点按心俞、肾俞等穴位各1分钟。

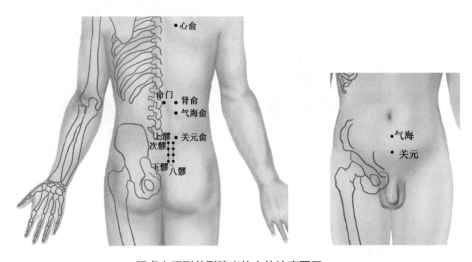

阴虚火旺型前列腺炎的穴位按摩图示

4.气滞血瘀型治宜疏肝理气。（1）选取气海、关元、血海、三阴交、足三里、肾俞、肝俞、脾俞、期门、太冲、行间等穴位。（2）患者仰卧，医者先对患者下腹部以逆时针方向施用摩法，大约10分钟，手法宜缓慢深沉持久；然后按揉关元、气海两个穴位各1分钟；再斜擦两胁，以患者感觉微热为度，大约5分钟；再按揉血海、三阴交、足三里、期门、太冲、行间这六个穴位各1分钟。（3）医者先用双手在患者腰部两侧施用四指推法按摩，大约 5 分钟，再点按肝俞、肾俞、脾俞三个穴位各 30 秒。

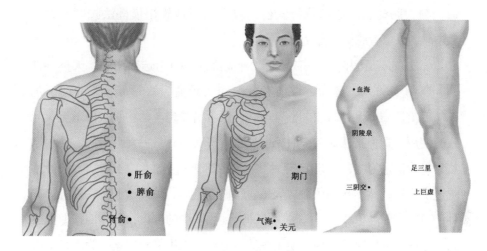

气滞血瘀型前列腺炎的穴位按摩图示

5. 肾阳虚损型治宜温补肾阳。（1）选取肾俞、命门、大肠俞、腰阳关、八髎部位、中脘、气海、太溪、涌泉等穴位。（2）患者俯卧，医者先对患者腰背部施用四指推法，以肾俞、命门、大肠俞、腰阳关、八髎部位为主，一共约 5 分钟，然后各穴位按揉 2 分钟，以患者感觉酸胀为

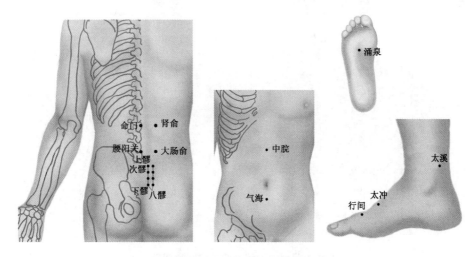

肾阳虚损型前列腺炎的穴位按摩图示

度。（3）医者先对患者的气海、中脘穴施用摩法按摩，约5分钟，然后按摩太溪、涌泉两个穴位各2分钟。（4）患者坐位，医者对患者的肾俞、命门、大肠俞、八髎部位等穴位，自上而下地施用横擦法按摩，大约5分钟，以患者感觉透热为度。

6. 中气不足型治宜补中益气，升清降浊。（1）选取中脘、天枢、神阙、气海、关元、脾俞、胃俞、肾俞、大肠俞、八髎部位、命门、足三里、上巨虚等穴位。（2）患者仰卧，医者沿着患者的中脘穴向下至关元穴，使用一指禅推法3～5遍，手法宜沉着缓慢；然后对患者腹部使用摩法，以天枢穴为主，大约15分钟；再对腹部施用振法约2分钟，以患者感觉透热为度；然后按揉中脘、天枢、神阙、气海、关元这五个穴位各半分钟。（3）医者对患者的背部——从脾俞到大肠俞的部位，使用四指禅推法约3分钟，然后对八髎部位使用擦法3分钟，以患者感觉透热为度；最后按揉脾俞、胃俞、肾俞、大肠俞、足三里、上巨虚这六个穴位各1分钟。

前列腺炎患者在按摩治疗期间，可配合饮用荷叶汤，效果更佳。荷

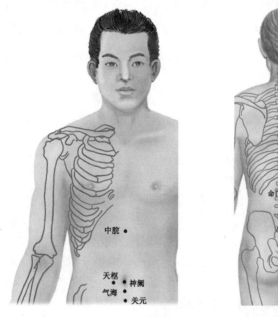
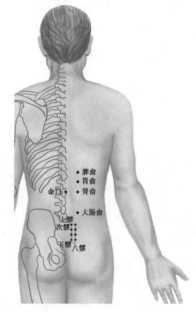

中气不足型前列腺炎的穴位按摩图示

叶汤的具体做法是：取荷叶 50 克，若为鲜荷，须加倍。将荷叶研末，每次取 5 克，每日早晚各 1 次，热米汤送服。鲜荷可取 10 克煮水饮用。

什么是治疗慢性前列腺炎的四步按摩法

患者提问：

我听说治疗慢性前列腺炎有个四步按摩法，具体是怎样操作的呢？

医生答疑：

前列腺炎是男性泌尿系统常见疾病，分为急性和慢性两种，其中慢性前列腺炎更为常见。前列腺炎除了进行临床治疗，自我按摩也不失为一种行之有效的疗法。

1. 按摩腹部。仰卧，两腿屈膝，头下垫一枕头。右手四个指头围绕肚脐顺时针方向推摩，逐渐扩大推摩范围，开始时圈子要小。接着，预备姿势同上，两手大拇指朝上，其他四指朝下，从胸骨左右两侧抓住肋骨缘，然后沿肋骨缘滑动，在胸骨两侧做直线揉搓。然后，微屈右手手腕，手指指尖放到腹壁上，从右腹股沟褶皱起，朝肚脐做小圆圈回转式运动，再从肚脐开始，做大圆圈回转式运动。最后以推摩结束腹部按摩。

2. 按摩背部。两下肢齐肩宽站好，上体稍后倾，两手背从骨盆的上沿到肩胛上下来回按摩。然后，两手大拇指和食指贴近脊椎两侧，在背部做挤压动作。

3. 按摩腰骶部。预备式同上，两手掌从臀部中间朝腰部在脊柱两侧做按摩，然后沿盆骨的上沿左右来回摩擦。接着四个手指做枕头状，朝拇指方向做圆圈形揉搓，然后再一下一下地挤压尾骨、骶骨和腰部。两手从尾骨往上运动直到腰部，然后再朝两侧运动。紧接着，手指做枕状放在脊椎两侧齐掌宽的部位，将皮肤朝脊椎揉。然后，两手手指并拢从上至下，再从下至上做直线按摩。之后，两腿齐肩宽站好，两手撑腰，上体前倾 90° 角，将躯干朝两侧各做 3 ~ 5 次绕圈回转运动。呼吸要平稳，不要憋气。最后用按摩结束腰骶部的自我按摩。

4. 按摩臀部。站立，身子重心放到左腿上，右腿伸到一侧，稍微屈膝，踮起脚尖，按摩右侧臀部肌肉。右手掌从上往下在臀部肌肉做 3 ~ 4 次推摩，然后在同样部位，将手掌一下一下挤压，再抓住臀肌，将臀肌搓搓，同时从下往上移动手臂，并将臀肌朝一侧稍微推移，然后抓住臀肌抖动。最后用推摩结束臀肌上的自我按摩。

按摩足底反射区也能治疗前列腺炎吗

患者提问：

我听说按摩足底的反射区，也能治疗缓解前列腺炎，这是真的吗？如果是真的，具体的按摩方法是怎样的呢？

医生答疑：

通过刺激足部的某些反射区，比如前列腺、肾、膀胱、尿道、生殖腺在足部的反射区，确实能够起到治疗前列腺炎的作用。

具体分区如下：

1. 前列腺的足部反射区：位于两足跟内侧。

2. 肾的足部反射区：位于脚掌中央，屈足卷趾时呈凹陷处，约当足底二、三趾趾缝纹头端与足跟连线的前 1/3 与后 2/3 交点上。

3. 膀胱的足部反射区：位于脚的内面，正好在足跟前内侧下部。

4. 尿道的足部反射区：位于膀胱反射区向上并向后，正好位于足跟的内侧。

5. 生殖腺的足部反射区：位于足跟外侧，右侧的反射区在左脚，左侧的反射区在右脚。

按摩足部反射区的方法也十分简单，患者可以自我按摩，也可以让家属帮忙按摩。如果是自我按摩，就采用坐位；如果是让家属帮忙按摩，可以坐着也可以躺着，以患者舒适为宜。

　　具体的按摩方法是：用拇指或其他手指的指腹或指关节，从脚趾到足跟对足底的反射区进行均匀而有规律地按摩，重点按摩前列腺、

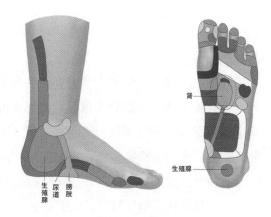

前列腺的足部反射区

肾、膀胱、尿道、生殖腺在足部的反射区，每个反射区 3 ~ 5 分钟，力度以痛和不痛之间为好，以局部感觉到发胀为宜。

　　在进行足底反射区按摩时，还需要注意以下几点。

　　1. 对于体质虚的男性，按摩的节奏要慢；对于体质强壮的男性，按摩的节奏则要快。

　　2. 每次按摩足底反射区时，手法要先轻刺激后重刺激，按摩结束前改为轻刺激。

　　3. 每次按摩的时间控制在 30 ~ 40 分钟，体虚或重病者，可减为 10 ~ 20 分钟。

　　4. 每天按摩 1 次即可，10 ~ 15 次为一个疗程。

　　5. 按摩结束后，患者要多饮开水，以促进代谢废物排出。

什么是前列腺炎的手部按摩法

患者提问：

　　我听说按摩手上的一些反射区，也能够治疗缓解前列腺炎，这是真的吗？如果是真的，具体的按摩方法是怎样的呢？

医生答疑：

和足底一样，我们的手掌也有许多内脏器官的反射区，这些反射区反映着我们身体器官的健康情况，我们也可以通过刺激这些反射区来治疗或缓解某些疾病。对于前列腺炎，我们可以通过刺激手部的前列腺、膀胱、肾、肝、生殖腺、心等的反射区来治疗缓解。

具体分区如下：

1. 前列腺的手部反射区：位于手第三掌骨头与中指近节指骨连接处。

2. 肾的手部反射区：位于双手手掌、双手背的中部，手第二掌骨与第三掌骨中间和第三掌骨与第四掌骨中间。

3. 肝的手部反射区：位于双手手掌无名指、小指中缝向下延伸至感情线交叉点下方。

4. 生殖腺的手部反射区：位于双手手背背腕两侧凹陷处，每手有两处反射点，双手有四处穴点。

5. 心的手部反射区：位于双手手掌小鱼际处，第五掌骨掌侧。

按摩这些手部反射区的方法，一般分为7种。

1. 压按法：用大拇指在痛点上向深处按压，另外四个指头在痛点的背面（即手背的相应位置）对顶着。

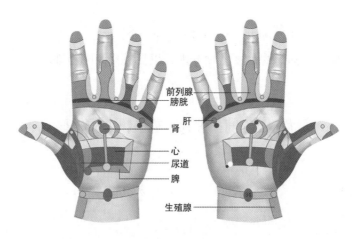

前列腺
膀胱
肝
肾
心
尿道
脾
生殖腺

手部的反射区

2. 揉按法：用大拇指对手部的酸胀痛点处，沿顺时针方向揉按。

3. 推按法：用大拇指沿着手部酸胀痛点的肌纤维推按。

4. 捆扎法：用橡皮筋捆扎相应反射区的手指，给予反射区更强更持久更有效的刺激。

5. 夹法：用反射夹（也可用普通的晾衣夹）夹住反射区的位置，给予反射区更强更持久更有效的刺激。

6. 挤压法：将双手十指相互交叉，然后用力握紧，并用力挤压手指。

7. 顶压法：将双手指尖相互对顶，或是用反射梳、铅笔或类似器具顶压反射区。

采用上述几种按摩方法，每周对前列腺、膀胱、肾、肝、生殖腺、心等的手部反射区进行按摩刺激至少 2 次，每次 15 分钟，就能有效缓解前列腺炎。

什么是前列腺炎的耳穴治疗法

患者提问：

我听说不只手掌和足底有人体器官的反射区，耳朵上也有，这是真的吗？既然通过刺激手部和足底的反射区能够治疗前列腺炎，那刺激耳部的反射区是不是一样有效呢？

医生答疑：

首先纠正一点，耳部的不叫反射区，叫耳穴。《黄帝内经》上说："耳者，宗脉之所聚也。""宗"当然就是"总""全部"的意思。中医认为，人身体上大部分的经脉都会走到耳朵上，或者是在耳朵周围的位置。这就说明了一个很重要的问题，耳朵对全身的所有经络都有调节的作用，当身体出现了疾病就可以通过耳穴来治疗。

现代的全息反射理论也认为耳朵不是一个孤立的器官，它和全身经络及五脏六腑都存在着密切的联系。如果只把听觉的功能归属于耳朵那就太过狭隘了，耳郭就像缩小而倒立的人体身形，在这里身体内各个器官组织都有密切的联系，所以在耳郭的局部皮肤上都有相应的刺激点，一旦器官组织发生不良的改变，耳朵相对应的穴位上就会产生变化和反应。因此当刺激耳穴时，就可以诊断和治疗深在内部的疾病。

治疗前列腺炎的常用耳穴，主要有肾、膀胱、皮质下、内生殖器、尿道、盆腔、神门、外生殖器、肝等耳穴。

具体穴位对应关系如下：

肾的耳穴：位于对耳轮下脚下方后部。

膀胱的耳穴：位于对耳轮下脚下方中部。

皮质下的耳穴：位于对耳屏内侧面。

内生殖器的耳穴：位于三角窝前 1/3 的中下部。

尿道的耳穴：位于耳轮脚前上方的耳轮处。

盆腔的耳穴：位于三角窝后 1/3 的下部。

神门的耳穴：位于三角窝后 1/3 的上部。

外生殖器的耳穴：位于耳轮脚上方。

肝的耳穴：位于二甲艇和耳甲腔交汇处。

通过耳穴治疗前列腺炎的方法，主要有耳穴按摩法和耳穴压籽法两种。

1. 耳穴按摩法。（1）先用双手掌心依次揉搓耳郭腹背两侧，直到耳郭充血发热为止。（2）手握空拳，用拇指和食指沿着外耳轮上下来回按摩耳轮，直到耳轮充血发热为止。

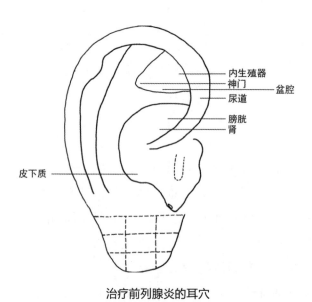
治疗前列腺炎的耳穴

110

（3）用拇指和食指捏住耳垂，由轻到重地提捏耳垂 3 ~ 5 分钟。（4）将拇指对准前列腺、内生殖器、外生殖器、膀胱、肾上腺、皮质下、神门等耳穴，食指对准这些耳穴相对应的耳背侧，两指同时掐按这些耳穴各 1 ~ 2 分钟。

2. 耳穴压籽法。耳穴压籽法就是选用质地坚硬而光滑的小颗粒药物种子或药丸贴在耳穴部位，进行按压的方法，也称压豆法、压丸法。治疗前列腺炎的耳穴压籽法具体方法是：对肾、膀胱、皮质下、内生殖器、尿道、盆腔、神门等耳穴部位进行酒精消毒，然后将小药丸或药物种子黏附在 0.5 厘米 ×0.5 厘米大小的胶布中央，然后贴敷在耳穴上，用手指按压或掐按耳穴。耳郭有发热、胀痛感。注意，一般每次只贴压一侧耳穴，两耳轮流贴压，每日自行按压数次，每次每穴 1 ~ 2 分钟。每隔 3 天更换一次穴位，30 天为一个疗程。耳部有炎症或冻疮时不宜贴压，对胶布过敏者最好不要贴压，如果贴压则要缩短贴压时间，并加压肾上腺、风溪穴。

什么是前列腺炎的刮痧疗法

患者提问：

我半年前被检查出患有前列腺炎，从那以后在饮食上就特别注意，不喝酒不抽烟，每天都吃药，总体来说效果还不错。但我想要好得快一点，听朋友说刮痧也能治前列腺炎，这是真的吗？如果是真的，自己在家刮痧也可以吗？

医生答疑：

刮痧是中医传统的自然疗法之一，是以中医的理论为基础，用刮痧板在皮肤相关部位刮拭，从而达到疏通经络、活血化瘀的目的。刮痧的机械作用可以使皮下充血，毛细血管扩张，污浊之气由里出表，使人体内的邪气宣泄，从而使全身的血脉畅通，以起到治疗疾病的作用。

现代医学理论认为，刮痧是一种特殊的物理疗法，能够增强机体的免疫机能，对前列腺炎患者可起到全身良性调节的作用，促进机体的康复，因此前列腺炎患者可以在药物治疗的同时辅以刮痧疗法。

刮痧治疗前列腺炎时，主要是刺激足厥阴肝经、足少阴肾经、足太阴脾经和足太阳膀胱经四条经络，并且要根据不同病因辨证施治。

1. 湿热下注型治宜清热利湿。（1）选取足太阴脾经、足厥阴肝经在下肢的循行线，以及肾俞、气海俞、膀胱俞三个穴位。（2）患者俯卧，医者用刮痧板涂抹刮痧油或香油，在患者的腰骶部沿膀胱经刮肾俞、气海俞、膀胱俞三个穴位。（3）患者仰卧，医者用刮痧板涂抹刮痧油或香油，沿着患者的足太阴脾经、足厥阴肝经在下肢的循行线，由上而下地刮拭，直到刮出痧为止。一般3～6天后痧就会消退，然后再刮第二次，直到痊愈为止。

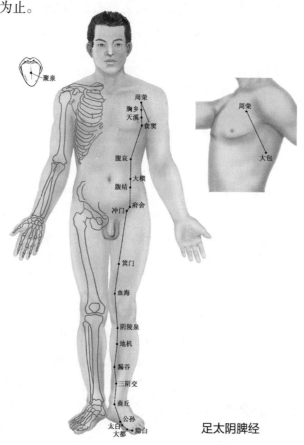

足太阴脾经

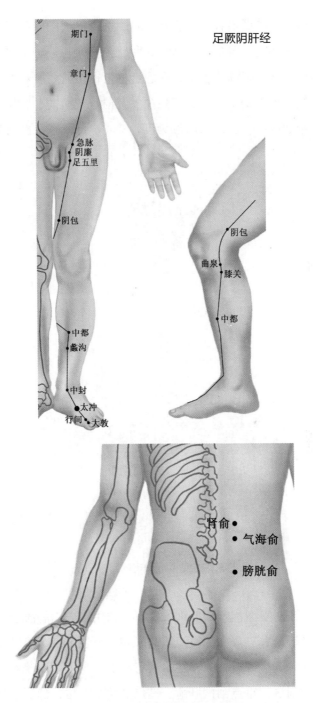

足厥阴肝经

湿热下注型前列腺炎的刮痧图示

2. 热毒炽盛型治宜泻火解毒。（1）选用足太阳膀胱经在背部的循行线，以及三焦俞、肾俞、气海俞、膀胱俞等穴位。（2）患者俯卧，医者用刮痧板涂抹刮痧油或香油，在患者的背部沿着膀胱经的循行线自上而下地刮拭，重点刮拭大椎、三焦俞、肾俞、气海俞、膀胱俞等穴位。每个穴位刮 20 ~ 30 次，以出痧为度，3 ~ 6 天痧退后再刮第二次，直到痊愈为止。

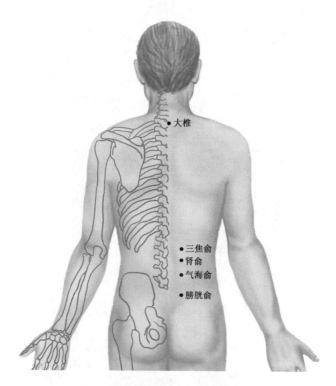

热毒炽盛型前列腺炎的刮痧图示

3. 气滞血瘀型治宜疏肝理气。（1）选用足太阳膀胱经在背部的循行线，以及肝俞、三焦俞、血海、曲泉四个穴位。（2）患者俯卧，医者用刮痧板涂抹刮痧油或香油，在患者背部沿着足太阳膀胱经的循行线，由上而下地刮拭，重点刮拭肝俞、三焦俞两个穴位，然后让患者仰卧，医者用刮痧板刮拭患者的血海、曲泉两个穴位。每个穴位各刮 20 ~ 30 次，以出痧为度，3 ~ 6 天后痧退再刮第二次，直到痊愈。

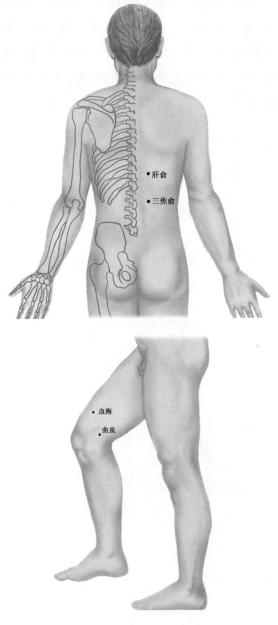

气滞血瘀型前列腺炎的刮痧图示

115

4.阴虚火旺型治宜滋阴养肾，清泄相火。（1）选用膀胱经在背部的循行线、足少阴肾经在下肢的循行线，以及心俞、厥阴俞、肝俞等穴位。（2）患者俯卧，医者用刮痧板涂抹刮痧油或香油，在患者的背部沿着膀胱经循行线由上而下地刮拭，重点刮拭心俞、厥阴俞、肝俞三个穴位，每个穴位各刮20～30次。（3）患者仰卧，医者用刮痧板涂抹刮痧油或香油，沿着患者足少阴肾经在下肢的循行线由上而下地刮拭，以出痧为度，3～6天后痧退后，再刮第二次，直到痊愈。

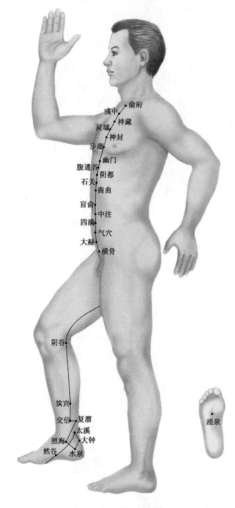

足少阴肾经

5.肾阳虚损型治宜温补肾阳。(1)选用督脉、足太阳膀胱经在背部的循行线，以及命门、肾俞两个穴位。(2)患者俯卧，医者用刮痧板蘸水，在患者的背部沿着督脉、足太阳膀胱经的循行线，由上而下地刮拭，重点刮拭命门和两侧肾俞穴，以出痧为度，3～6天后痧退再刮第二次，直到痊愈为止。

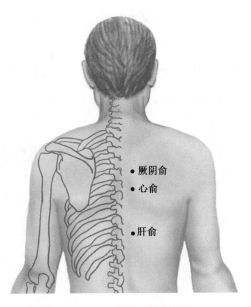

阴虚火旺型前列腺炎的刮痧图示

6.中气不足型治宜补中益气，升清降浊。(1)选用督脉、任脉、膀胱经、肾经、小肠经、脾经、胃经、肝经，以及脾俞、胃俞、肝俞、心俞、命门、志室、气海、中极、关元、大赫、血海、曲泉、足三里、三阴交等穴位。(2)患者俯卧，医者用刮痧板涂抹刮痧油或香油，在患者的腰骶部由上而下地刮拭督脉，然后刮拭足太阳膀胱经和夹脊穴，重点刮拭脾俞、胃俞、肝俞、心俞、命门、志室等穴位。(3)患者仰卧，医者用刮痧板涂抹刮痧油或香油，沿着患者的任脉由上而下地刮拭，重点刮拭气海、关元、中极三个穴位；然后沿着肾经刮拭大赫穴；随后沿着小肠

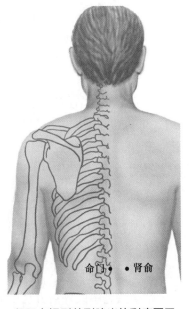

肾阳虚损型前列腺炎的刮痧图示

经刮拭，重点刮拭手背部的后溪穴；再刮拭下肢前侧脾经的血海穴，以及胃经的足三里穴；最后刮拭下肢内侧肝经的曲泉穴和脾经的三阴交穴；每个穴位各刮拭 20 ~ 30 次，以出痧为度，3 ~ 6 天后痧退再刮第二次，直到痊愈为止。

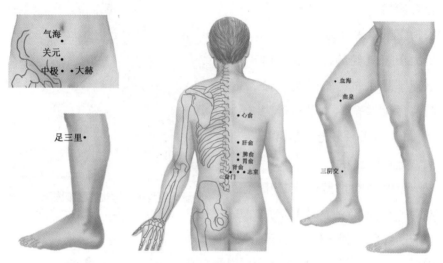

中气不足型前列腺炎的刮痧图示

常用的前列腺炎贴敷法有哪些

患者提问：

　　我听说贴敷某些中药，可以治疗前列腺炎，这是真的吗？如果是真的，能自己在家贴敷吗？常用的前列腺炎贴敷法有哪些呢？

医生答疑：

　　贴敷法是中医外治方法中的一种。其实对于这种方法大家并不陌生，平时有个胳膊疼腿疼的，很多人会用膏药贴在疼痛的部位，这就是贴敷法的一种应用。每年一到三伏天、三九天，总会看见医院有很多人排长队领膏药贴治哮喘，这就是用穴位贴敷法来治病。有的女性用痛经贴来缓解痛经，其实也是贴敷法。

说了这么半天，到底什么是贴敷法啊？贴敷法是将外治用药的水剂或制成的散剂、膏剂、糊剂，直接用无菌纱布贴敷于患处，取得治疗作用的方法。一般会选用清热解毒、行气活血、温经散寒、消肿散结、通络止痛、生肌排脓类中药，制成不同种类的药剂，治疗不同的疾病。

您发现了吧，其实不仅仅是膏药，散剂、糊剂、水剂等也都可以用来做贴敷。其中水剂者，多以无菌纱布浸透药液贴敷；散剂则可直接撒于创面；膏剂常先涂于无菌纱布，再敷贴患处；若属痛经膏、痛经贴、麝香壮骨膏等中药橡皮膏剂，则可直接贴于患处或经络穴位点；还有将药物制成粗末，加入致热物质，装袋密封，制成热敷剂；或以药物粗末制成湿药包，隔水蒸 15 ~ 20 分钟，趁热敷置患处或借用热水袋、电热器、理疗仪甚至食盐、砂土炒热作为热源起热敷作用。贴敷时间、贴敷疗程根据药物组成、所治疗的疾病、治疗的目的等综合考虑决定，没有固定的限制。

下面我就为大家介绍几个治疗前列腺炎的简单易操作的贴敷法。

1. 吴茱萸散。选用吴茱萸 60 克，研成细末，用酒和醋各半，调制成糊状，外敷在中极、会阴两个穴位，然后用医药胶布固定，每日 1 次即可。此方对湿热壅滞型的急性前列腺炎、湿热下注型的慢性前列腺炎都有显著的疗效。

2. 消淋饼。选用田螺肉 7 个，淡豆豉 10 粒，连须葱头 3 个，新鲜的车前草 3 棵，盐少许，然后将所有药物捣烂成饼状，外敷于肚脐处（即神阙穴处），每日 1 次，7 次为一个疗程，可治疗湿热壅滞型的急性前列腺炎。

3. 莴苣车虎膏。选用莴苣 1 把，新鲜的车前草 1 棵，新鲜的虎杖根 100 克，然后将虎杖根研成细末，再将莴苣和车前草混合捣烂成膏状，把虎杖根末加入其中拌匀，取红枣大小一块药膏贴敷在肚脐眼处，用纱布和胶布固定好，每日 2 次，见效即可停用，可治疗湿热壅滞型的急性前列腺炎。

4. 五心贴。选用栀子 10 克，生石膏 30 克，元胡粉 30 克，一起研成细末，用鸡蛋清调成糊状，外敷于手上的劳宫穴、脚上的涌泉穴和胸前的膻中穴，感觉体内的热毒消退后即可，可治疗热毒炽盛的急性前列腺炎。

5. 麝香敷脐散。选用麝香末 0.15 克，白胡椒 7 粒，先将白胡椒研成细末，然后让患者仰卧，将麝香粉倒入患者肚脐眼内，再撒上白胡椒粉覆盖，在用白纸或纱布、胶布固定，每隔 7 ~ 10 天换一次药，10 次为一个疗程，每隔疗程之间要间隔 5 ~ 7 天，可治疗气滞血瘀型慢性前列腺炎。

6. 牡蛎大蒜饼。选用牡蛎 1.5 克，大蒜头 1 个，将牡蛎和大蒜都捣烂成饼，敷贴于肚脐眼处，盖上纱布，用胶布固定，每 3 天换一次药，5 次为一个疗程，可治疗肾阴不足型慢性前列腺炎。

7. 金匮肾气丸。选用生姜 1 片，将金匮肾气丸半丸压成铜钱大小的饼状，然后轻轻按摩肚脐眼处的神阙穴，使局部微红并有热感，然后用酒精对肚脐眼消毒，并将金匮肾气丸敷贴在肚脐眼处，上盖姜片，并用黄豆大小的艾炷隔姜艾灸 6 壮。艾灸完用纱布盖住药饼，以胶布固定，每晚睡前用艾条灸肚脐 10 ~ 15 分钟，每 3 天换药 1 次，6 次为一个疗程，可治疗肾阳虚损型慢性前列腺炎。

在使用贴敷法治疗前列腺炎时，需要注意以下几点。

1. 凡用溶剂调敷药物时，需随调配随敷用，以免蒸发，影响药效。

2. 若用膏药贴敷，在温化膏药时，应掌握好温度，以免烫伤或贴不住。

3. 对胶布过敏者，可改用肤疾宁膏或用绷带固定药物。

4. 对刺激性强、毒性大的药物，贴敷穴位不宜过多，面积不宜过大，时间不宜过长，以免发泡过大或发生药物中毒。

5. 久病体弱、极度消瘦以及有严重心脏病、肝脏病等的患者，使用药量不宜过大，贴敷时间不宜过久，并在贴敷期间注意患者病情变化和有无不良反应。

6. 对于残留在皮肤上的药膏等，不可用汽油等有刺激性物品擦洗。

7. 在贴敷过程中，如发现对所用药物过敏，应立即取下，不宜拖延。

前列腺外治法：灌肠疗法

患者提问：

我听说灌肠也可以治疗前列腺炎，是真的吗？

医生答疑：

灌肠疗法是指用中药熬制的药液（或者掺入散剂），温度控制在 38～41℃，灌入直肠，通过直肠吸收来治疗疾病的一种外治疗法。

灌肠疗法早在汉代张仲景的《伤寒论》中就有记载。中医认为，大肠可以传化糟粕，吸收水液，并且与肺相表里。因此，药液灌入肠道时，由肠道内的黏膜吸收入人体，然后上输到肺，肺通过宣降通调作用将药物输送到五脏六腑，从而达到灌肠治病的作用。西医认为，直肠壁具有选择性吸收和排泄的半透膜和丰富的静脉丛，药物经半透膜吸收后再经过静脉丛到达门静脉和下腔静脉，从而进入人体循环，以达到治病的目的；同时肠道也可以渗透药物到局部直接作用于前列腺起到治疗作用。

临床上常用治疗前列腺炎的灌肠方有五圣汤、四黄汤、前列合剂、银蛇公英汤、乌梅金黄汤、八味黄柏败酱汤等，当然要根据临床症状辨证用药，并且操作过程中我们应该注意以下几点：

1. 配制灌肠药液时应避免使用对肠道黏膜有腐蚀作用的药物。

2. 灌肠时手法要轻柔，避免划伤肠道黏膜。

3. 如有痔疮，应根据情况确定是否使用灌肠疗法。

4. 要根据病情来确定灌肠液在肠道内停留的时间。

前列腺外治法：药栓疗法

患者提问：

阴道炎可以阴道给药治疗，那前列腺炎可不可以直接上药，效果是不是更好？

医生答疑：

当然可以。临床上有很多治疗前列腺炎的栓剂可以选择，通过肛门给药，以达到直接治疗的效果，原理和灌肠类似。把药物研成粉末，再制成类似圆柱形的固体或者胶状制剂，通过直肠给药的一种外治疗法，也称之为药栓疗法。

药栓疗法的创始是特别早的，在汉代张仲景的《伤寒论》中就有蜜煎导方塞入肛门治疗便秘的记载，其中还详细描述了其制作和使用的方法。之后把药物制成栓剂不断发展，在《千金要方》《证治准绳》中就有对栓剂的制作与应用的记载。直到现代，栓剂发展迅速，治疗领域也不断扩大，除用于直肠、阴道起局部治疗作用外，还可以通过直肠和黏膜吸收，用来治疗全身性疾病。

我们平常会用到的治疗慢性前列腺炎通过直肠给药的药物有：隆浊康导光凝胶、解毒活血栓、前列腺康栓、前列安栓、前列通栓、前淋通栓、野菊花栓等。

药栓疗法虽然简单方便，易于操作，但是我们使用的时候也需要注意以下几点：

1.在准备肛门给药的时候，要提前将大便排出，以免影响药性。

2.药物导入肛门后至少要保留4个小时，以便药物可以充分接触病灶，提高药效。

3.栓剂须贮存在干燥阴凉处且温度保持在25℃以下，以免药物变质，影响药效或变质产生对人体有害的物质。

如何利用艾灸治疗前列腺炎

患者提问：

我听我爸说，他的一个战友检查前列腺液时发现卵磷脂小体异常，白细胞偏高，还总是感觉腰痛乏力，尿痛尿不尽，心烦易怒。医生说他患了前列腺炎，但他吃了很多药也不见明显好转。后来自己在家艾灸一个多月，就好了很多，艾灸真的有这么神奇吗？

医生答疑：

艾灸疗法是临床常用的一种灸法，就是指以艾绒为材料，点燃后直接或间接熏灼体表穴位的一种治疗方法。也可在艾绒中掺入少量辛温香燥的药末，以加强治疗效果。此法是一种补法，主要应用于慢性病的治疗。

艾灸疗法的适应范围十分广泛，用中医的话说，它有温阳补气、温经通络、消瘀散结、补中益气的作用；可以广泛用于内科、外科、妇科、儿科、五官科疾病，尤其对乳腺炎、前列腺炎、肩周炎等疾病有显著疗效。因其制成的形式及运用方法不同，又可分为艾条灸、灸器灸等数种，家里艾灸时多选用艾条灸和艾炷灸。

下面，我就为大家介绍几个治疗前列腺炎的艾灸方。

1.适用于所有类型的前列腺炎的灸法。取新鲜生姜1块，切2片0.3～0.5厘米厚的薄片，放在骶椎旁1厘米的位置，左右各放1片，或是放在曲骨、中极穴的位置，在姜片上放上艾炷灸，患者感觉温热时将艾炷取下，再放上新的艾炷，每个穴位每次灸9壮，每天或隔天灸1～3次，适用于所有类型的前列腺炎。

2.气滞血瘀型前列腺炎。取血海、气海和阳陵泉三个穴位，每个穴位艾灸30分钟或以上，每日或隔日艾灸1次，7次为一个疗程。此法可活血化瘀、理气导滞，适用于气滞血瘀型前列腺炎。

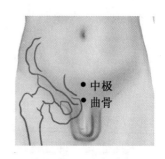

前列腺炎的艾灸图示

3.肾阳虚损型前列腺炎。选取肾俞、腰阳关、关元、命门、心俞、三阴交、中极、百会等穴位，以3～5个穴位为一组，每个

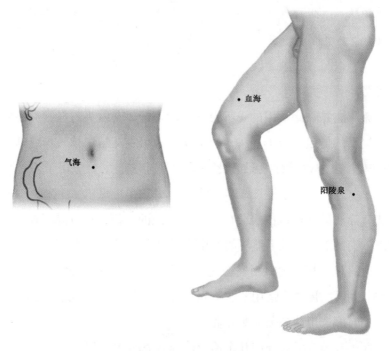

气滞血瘀型前列腺炎的艾灸图示

穴位艾灸30分钟，每日或隔日艾灸1次，7次为一个疗程。如果选用中等艾炷直接灸，则每个穴位灸10壮，每7天灸1次，3次为一个疗程，但两个疗程之间需间隔一周。此法可温补肾阳，对治疗肾阳虚损型前列腺炎十分有效。

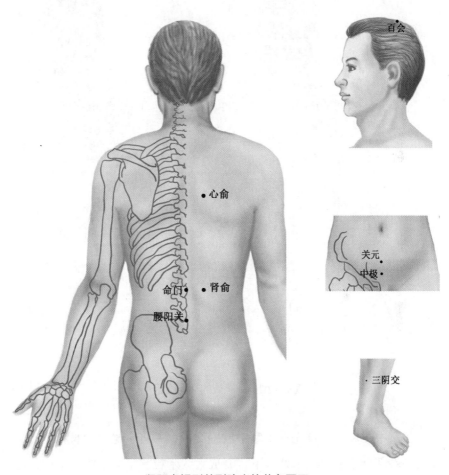

肾阳虚损型前列腺炎的艾灸图示

4. 中气不足型前列腺炎。选取脾俞、中脘、天枢、气海、关元、百会、足三里、三阴交等穴位，以3～5个穴位为一组，每个穴位艾灸10～20分钟，每日或隔日艾灸1次，7次为一个疗程。如果是隔姜灸，则每次选取 3 ~ 5 个穴位，每个穴位灸 9 壮，每日或隔日艾灸 1 次，7 次为一个疗程。此法可补中益气、升清降浊，对治疗中气不足型前列腺炎十分有效。

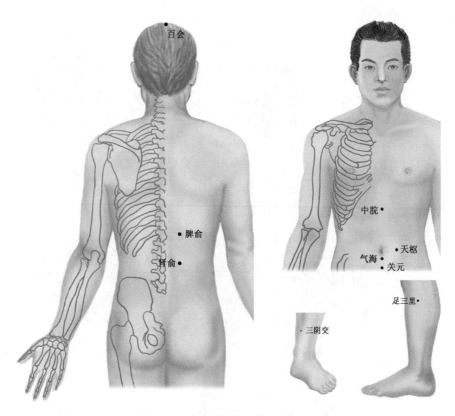

中气不足型前列腺炎的艾灸图示

在家中艾灸时，首先在手掌中放置艾绒，并将它捻成细长状，然后在其尖端部分 2 ~ 3 厘米处摘下，制成大约米粒一半大小的圆锥形，称为艾炷，艾灸时烧完一个艾柱叫一壮。

在实施灸法的时候，先用一点水把皮肤弄湿，在穴位上放上艾炷，如此艾绒才容易立起来；然后点燃线香，引燃艾炷，在感到浸热时更换新的艾炷。若没有特殊状况，一个穴道用上述的灸法进行 3 壮或 5 壮的治疗。

除了直接燃烧艾炷，最简单的灸疗法是线香灸。准备一根线香，点上火，将线香头靠近穴道，一感到热，便撤离。一个穴道反复7或9次。

熏洗坐浴也能治疗慢性前列腺炎吗

患者提问：

我听说熏洗坐浴有助于治疗前列腺炎，这是真的吗？如果是真的，该怎么熏洗坐浴呢？

医生答疑：

熏洗坐浴在中医上称为药浴，药浴在中国已有几千年的历史。据记载，自周朝开始，就流行香汤浴，所谓香汤，就是用中药佩兰煎的药水，其气味芬芳馥郁，有解暑祛湿、醒神爽脑的功效。诗人屈原在《云中君》里记述："浴兰汤兮沐芳。"宋玉在《神女赋》中亦说："沐兰泽，含若芳。"从清代开始，药浴作为一种防病治病的有效方法备受中医推崇。

药浴法是外治法之一，即用药液或含有药液的水洗浴全身或局部的一种方法，其形式多种多样：洗全身浴称"药水澡"；局部洗浴的又有"烫洗""熏洗""坐浴""足浴"等之称，尤其烫洗最为常用。药浴用药与内服药一样，必须遵循处方原则，辨病辨证选药，即根据各自的体质、时间、地点、病情等因素，选用不同的方药，各司其职。煎药和洗浴的具体方法也有讲究：将药物粉碎后用纱布包好（或直接把药物放在锅内加水煎取亦可），加清水适量，浸泡20分钟，然后再煮30分钟，最后将药液倒进盆内，待温度适度时即可洗浴。在洗浴中，其方法有先熏后浴之熏洗法，也有边擦边浴之擦浴法。

药浴作用机理概言之，系药物作用于全身肌表、局部、患处，并经吸收，循行经络血脉，内达脏腑，由表及里，从而产生疗效。药浴洗浴，可起到疏通经络、活血化瘀、祛风散寒、清热解毒、消肿止痛、调整阴阳、协调脏腑、通行气血、濡养全身等养生功效。现代药理也证实，药浴后能提高血液中某些免疫球蛋白的含量，增强肌肤的弹性和活力。

国医大师张琪推荐过一个治疗前列腺炎的药浴方，具体操作如下。

将40℃左右的水（手放入不感到烫）倒入盆内，约半盆即可，每次坐10～30分钟，水温降低时再添加适量的热水，使水保持有效的温度，每天1～2次，10天为一个疗程。热水中还可加适当的芳香类中药，如苍术、广木香、豆蔻。若导入前列腺病栓后再坐浴，可促进药物的吸收，提高疗效。

需要注意的是，已确诊为因前列腺炎引起的不育者，不应采用坐浴法。这是因为精子对生存条件要求很高，当阴囊内的温度升高时，可使精子的生成出现障碍，造成精子停止生成的后果，从而更加降低受孕的可能。

盐敷法能帮前列腺止痛吗

患者提问：

我患前列腺炎好几年了，经常会感觉下腹部疼痛，一个朋友建议我试试盐敷法，说止痛很有效，但我害怕不起作用甚至会损伤身体，请问盐敷法真的能缓解前列腺疼痛吗？

医生答疑：

前列腺炎患者在求医治病的过程中，常会遇见亲朋好友提供一些偏方、秘方。虽然这里面有一些掺假、夸张的成分，但是这些从生活经验中总结出的治病之法，有很多还是相当富有智慧的，比如盐敷法。当身体部位出现疼痛的时候，可以将炒热的盐直接敷在疼痛的部位。如果患了前列腺炎，感觉疼痛和小便不利的时候，就可以将炒热的盐放在前列腺对应体表部位和脐部进行热敷。

具体来说，盐敷法需要这样做：先将粗盐巴放到锅里干炒，也可以直接将粗盐放入微波炉中加热，等盐巴热了之后，再将切成段的葱白一起放入锅中炒热。最后将它们倒在一块比较厚的布上，并裹成一块巴掌大小的小袋子，再把口封严。

敷的时候需要注意，虽然盐用厚布包裹着，但是它的蓄热力很强，很烫时，就要移动一下，以免烫伤；也可以在敷的部位加块小毛巾，敷上半个小时左右就可以了。

中医认为"不通则痛"，疼痛和小便不利，从某种程度上来说，都是"不通"造成的。而盐敷法，能够给身体部位一些温暖，这样血液循环就顺畅起来。一旦改善了血液的供给，缓解了肌肉的紧张，身体上的疼痛感自然也会减轻了。

而且，盐巴和艾灸有两点很相像，一是它们的穿透力都很强，二是它们散热较慢。因此，这种温热的刺激能够持续令局部皮肤充血，毛细血管扩张，促进一些炎症、粘连等病理产物的消散和吸收。这种热敷手段属于物理疗法，通过外因的刺激引起人体的内因反应，从而达到防病治病的效果。中医讲究辨证治疗，盐敷法的使用也是如此，并不是每个前列腺炎的患者都适合。

首先，你如果患了前列腺炎，除了感觉到疼痛，还总是怕冷，别人都穿着薄薄的衣服，你还捂着一层厚衣服的话，这种情况用盐敷法可以缓解。实际上，只要你觉得暖和了，对于缓解疼痛都会有一定帮助，比如艾灸小腹，或者用热水泡脚。不过，如果是因湿热下注引起的尿频、尿急、尿疼痛等症，就不能用这个办法了。

另外，如果以后还想生育孩子，不宜把盐敷在睾丸上或离睾丸太近。男人的生殖器最怕高温，应采取将热盐巴放到肚脐上及小肚子上的办法。当然，要是已经四五十岁，没有生育要求的，还可以直接敷在会阴区的位置。

第三节　前列腺炎的预防和调养

如何对慢性前列腺炎患者进行健康科普

患者提问：

前列腺炎患者很多，有没有什么常识性的知识我们可以学习呢？

医生答疑：

健康的科普知识，不但可以增加患者治疗的积极性，更重要的是可以让患者学会主动预防疾病的发生，主要可以抓住以下几点。

1. 要了解疾病本身：前列腺疾病是一种多发病常见病，男人一生中是不可避免的，就好比感冒一样，它不会危及生命，甚至有的人可以自行缓解。但是既然类似于感冒，一生中肯定不会只得一次，如果复发，积极治疗，可以治愈，并且也是可以预防的。

2. 养成好的行为习惯：不熬夜、不久坐、戒酒，戒过度辛辣，不憋尿、多饮水。注意腹部的保暖，增加户外体育锻炼等。

3. 饮食可以预防前列腺炎发生，多食用含锌元素的食物，如南瓜子、苹果、蜂花粉、灵芝孢子粉等。

4. 坚持规范治疗，定期保养，提倡中医治疗前列腺疾病。前列腺如汽车，应该定期保养，每年至少查体一次，选择 1 ～ 2 个月服用中药调理改善身体机能，防患于未然。

5.情绪疏导很重要。慢性前列腺疾病的患者，由于病程长，难免会有焦虑或抑郁的情绪，及时进行自我调节或寻求专业心理咨询很有必要。

蹲式排尿有助于预防前列腺炎吗

患者提问：

我听说蹲式排尿有助于预防前列腺炎，这是真的吗？

医生答疑：

20世纪80年代，一些研究者通过多种方法证实，慢性前列腺炎和前列腺痛患者较健康人有更明显的前列腺内尿液反流，并提出"化学性前列腺炎"的发病机制，认为尿液的逆流是前列腺炎发病及复发的主要因素。虽然后来的研究更加深入，但至今没有解决的办法。

我经过近20年的临床实践发现，有一个方法对缓解慢性前列腺炎大有裨益，那就是蹲式排尿。对于那些反复发作的前列腺炎患者，我在开出处方后，都会建议他们试试蹲式排尿，不可用坐式，不可用力，适当增加腹压，意在使膀胱和前列腺部尿道内的尿液充分流出，虽然只是简单地改变了一下姿势，但反馈的效果很好。那为何有效呢？这得从男性尿道的解剖结构说起。

男性尿道长15～20厘米，包括尿道前列腺部、膜部和海绵体部。尿道前列腺部长约3厘米，被前列腺包围着。由于男性尿道长而细，尿道与前列腺呈直角，使尿道的压力增大，在尿道外括约肌部位产生尿液旋涡和尿反流再上升进入前列腺部尿道，最后进入前列腺周边区的腺管内达到腺泡，就容易患前列腺炎、前列腺钙化等症。反流的尿液和前列腺内高浓度尿酸盐易导致前列腺内结晶体或结石的形成，这可能是细菌性前列腺炎的基础。有研究证实，前列腺结石的成分与尿液的成分是一致的。

前列腺每天静态分泌液体 0.5 ~ 2 毫升，只有保持良好分泌状态才不易于受尿液的干扰而产生炎症。通过蹲式排尿，可以使腹压增大，残尿基本消失，减少了残尿对前列腺部尿道的刺激，同时也减少了排尿完毕后外括约肌关闭，留在前列腺部尿道内的少量尿液很快被挤回膀胱或通过尿道排出，对慢性前列腺炎肿大、排尿延迟、尿不尽改善较为理想。蹲式排尿减少了应激反应，进而也缓解了心理压力。

在解完小便后，用手指在阴囊与肛门之间的会阴部位挤压一下，不仅能排出残余尿，而且对前列腺颇有好处。这个观点在《中国性科学》2007 年 1 期发表后，被《健康时报》以科普的形式发表，后被上千家国内外媒体网站转载，被北京中医药大学博士研究生导师李曰庆教授等权威专家引用，清华大学玉泉医院著名性学家马晓年教授在博客上推荐，2015 年在《扬子晚报》健康专题中讨论，引起社会强烈反响。

缩肛运动对前列腺炎有用吗

患者提问：

我总是觉得如果一个男人得了男科方面的疾病，生活就会变得特别黯淡无光，所以我一直都比较焦虑，很害怕有一些男科疾病会跟自己扯上关系。很不幸的是，随着年龄的逐渐增长，我还是感觉到自己的身体变得越来越差，比较明显的表现就是晚上需要经常起床去上厕所。前几天我去医院检查，医生告诉我，我得了前列腺炎。我想平常做一些缩肛运动，这个对治疗前列腺炎有帮助吗？

医生答疑：

缩肛，也称提肛，就是一种规律收缩肛门的运动。对男性来说，有规律地收缩肛门，是对前列腺有效、温柔的按摩，可以促进会阴部的静脉血回流，使前列腺充血减轻、炎症消退，对于预防和辅助治疗前列腺疾病有很大的帮助。

缩肛还可以有效防止肛周静脉瘀血，增强肛门部位抵抗疾病的能力，对中老年人易患的痔疮、肛裂、脱肛、便秘、慢性结肠炎等均有较好的防治效果。一些中老年人因为肾阳虚和肾气虚导致的一打喷嚏就会出现漏尿的情形，经过一段时间的缩肛练习之后漏尿现象会有所改善。

缩肛运动简单易行，随时随地都可以做。每天晚上临睡前以及早晨起床时，全身放松，吸气时收腹，肛门、会阴同时上提，尽量上提至肚脐，在上提时尽量吸气，放下时呼气，缓缓放下，一吸一呼为一次。每天早、中、晚、临睡前可各练20次。练习时，站立、蹲位、躺卧均可进行，坐车、行走、劳动时也可以做，不过处在前列腺炎急性期就不要做了。

增强运动有助于预防慢性前列腺炎吗

患者提问：

我爸爸有慢性前列腺炎很多年了，看他频繁上厕所、吃药觉得好痛苦，很怕自己也会得这个病。我听说运动能增强免疫力，是不是多运动就能预防慢性前列腺炎啊？

医生答疑：

有研究证明，男性加强运动锻炼，不仅能够增强体质、提高机体抵抗力和免疫力，还能有效预防前列腺炎。对前列腺最有效的运动是散步和慢跑。因为散步和慢跑的时候，前列腺及周围器官的血液会变得活跃，人体腹腔内的脏器对前列腺造成规律性的冲击，起到按摩前列腺的作用。

1. 散步。对于慢性前列腺炎患者，散步健身时最好遵循"三、五、七"原则，就是每天用 30 分钟步行 3000 米，每周至少步行 5 天，步行不宜太累，只需要达到七成效果即可。为了避免体力负荷过重，可以将每一次步行的距离分成两次完成，一旦感觉气短或胸闷，就要停下休息或是放慢速度。经过一段时间的锻炼后，患者可以逐渐延长路程，并逐渐加快步行速度，并减少中途休息的时间和次数，以增强体力负荷能力。

2. 慢跑。在预防慢性前列腺炎的运动中，慢跑的效果最好，这主要和前列腺的位置有密切的关系。前列腺位于盆腔底部，上方是膀胱，下方是尿道，前方是耻骨，后方是直肠，左右由许多韧带和筋膜固定，使得它位置隐蔽和相对固定。跑步时，盆底肌肉有节奏地张弛，前列腺就像是置身于"蹦床"上，跟着节奏"弹跳"，前列腺及其周围的器官和组织的血液也跟着活跃起来。此外，慢跑时腹腔内脏器尤其是肠管及大网膜，也在有规律、有力度地对前列腺造成冲击，起到了一定的"按摩"前列腺的作用。

慢跑的正确姿势是：身体略微前倾，尽量放松全身肌肉，两手微微握拳，上臂和前臂弯曲成 90°，两臂自然地前后摆动，两脚落地时要轻，并用前脚掌先着地，以减轻身体受到的震动，避免出现头晕、腹痛和脚跟疼痛等症状。慢跑时尽量用鼻呼吸，呼吸的频率要与步伐协调，一般是两步一吸、两步一呼，也可以三步一吸、三步一呼。

不过，运动必须要适度，如果剧烈运动，也会造成前列腺充血、水肿，对前列腺的保养不利。

如何预防前列腺炎治愈后复发

患者提问：

我发现前列腺炎简直就像块狗皮膏药，只要你粘上了，怎么甩也甩不掉，难道就没有什么预防前列腺炎复发的好方法吗？

医生答疑：

前列腺炎来得容易，去得慢，治愈后也可能复发。前列腺炎患者治愈后短期内虽然已将前列腺内的病原体完全清除，但并不表示由感染所致的前列腺组织损伤已完全修复，修复这些组织往往需要较长的时间，如果在修复期间不注意某些生活习惯，就可能再次感染病原体。因此，如何预防前列腺炎治愈后复发，就成了患者们最为关心的一个问题了。

一般说来，只要前列腺炎治愈后做好以下几点，复发的可能性就会大大减小。

1.多饮水。如果日常喝的水少，尿液的浓度就会较高，而浓度高的尿液会对前列腺产生一些不良刺激，对前列腺有害，因此每天要多饮水，这样不仅能有效稀释尿液的浓度，还可以稀释血液，促进血液循环。

2.不憋尿。一旦膀胱充盈有尿意，就应及时排尿，以免尿液在膀胱过度充盈在排尿的过程中，由于侧压力过大，尿液逆流刺激前列腺。

3.洗温水澡。每天洗温水澡，或是每天用温水坐浴会阴部 1 ~ 2 次，可以让身体内的气血走动起来，纾解肌肉与前列腺的紧张，减缓不适症状。

4.防止受寒。不要久坐在凉石上，因为寒冷会影响血液循环。

5. 节制性生活。性生活要适度，切忌纵欲无度、性交中断及频繁自慰等，尤其要注意性生活的卫生。

6. 多运动。平时注意锻炼身体，增强机体的抗病能力，尤其是久坐的人要注意活动，但切忌运动过度，长时间骑自行车要注意休息。

7. 避免感染。及时治疗身体某些部位的感染病灶，以减少血行性感染的机会，如急性扁桃体炎、疔疮、疖肿、龋齿，以及尿道、消化道、呼吸道感染。

囊袋内裤有助于预防前列腺炎吗

患者提问：

我听人说穿囊袋内裤能够预防阴囊潮湿，进而预防前列腺炎，这是真的吗？

医生答疑：

男人穿普通内裤时，阴囊向上托起与阴茎一起包裹在双层布料内，阴囊失去了自主伸缩的能力。而男人正是通过阴囊的伸缩来调节睾丸的温度的——当外面温度高时，阴囊膨胀散热；外面温度低时，阴囊靠近身体取暖。只有保证睾丸的温度低于体温 2℃ 左右，才有利于精子产生。

因此，当阴囊失去了自主伸缩的能力，也就无法调节睾丸的温度，遇上久坐、天气炎热时就可能让阴囊长期处在温度高、汗液多的环境，容易导致阴囊潮湿、阴囊皮肤炎、龟头炎等疾病不说，还会降低精子的活动力，影响生育功能。

为了解决这个问题，医学上最早是使用阴囊托（由布片与绳子相连）单独托住阴囊，来缓解阴囊下坠带来的血液循环问题。后来，有人将这种阴囊托与男士内裤结合起来，设计出一种囊袋内裤——在内裤的前方设有 U 形的阴茎放置部和阴囊放置部，将阴囊与阴茎分开放置，避免相互挤压、相互粘连、温度升高对男性生殖器的影响。

什么是前列腺的保健按摩

患者提问：

按摩既然能够治疗前列腺炎，是不是也可以通过按摩来预防前列腺炎呢？

医生答疑：

确实可以，如果男性平时生活中能够经常进行腰腹部的保健按摩，就能有效预防前列腺炎的发生。

1. 腹部保健按摩。用双手手掌揉搓下腹部 1 ~ 2 分钟，然后反复按压下腹部的任脉和足太阴脾经 3 ~ 5 分钟，再按揉中极穴 1 ~ 2 分钟，最后用双手手掌从上腹部向下推摩，直到腹部消除胀满感。

2. 腰部保健按摩。用双手手掌按揉脊柱两侧的膀胱经，从肾俞穴到八髎穴反复进行按揉 3 ~ 5 分钟，然后用手掌擦八髎穴 1 ~ 2 分钟，直到感觉盆腔内有热度。

前列腺保健按摩的步骤

患者提问：

前列腺保健按摩的方法有不少，但是从网络上找到的都不是很详细，有没有一套保健按摩手法可以学了终生受益的呢？

医生答疑：

我总结一套保健按摩手法，可以分享给大家。

腹部手法：

1. 双手压肘怒气消：双手按压腹股沟两侧，力度由轻到重，再由重到轻，大约5分钟。

2. 虎口修幽红颜俏：双手虎口卡住腹股沟向头顶的方向用力推，力度适中，大约5分钟。

3. 地动山摇宗筋柔：揉腹点穴（鸠尾穴至曲骨穴）天枢、大横、带脉穴，揉推腹部三线，带脉到腹股沟，大约20分钟。

4. 气振丹田小周天：双手搓热震颤小腹部，3～5分钟。

后背手法：

1. 疏通臀部经络，推八髎穴，点肾俞、环跳、承扶穴，大约10分钟。

2. 双托尾骨清气扬：双手托住两侧坐骨向头顶的方向推，力度适中，3～5分钟。

其他手法：

1. 神龙摆尾肾气牢：一只手托住尾骨左右摇摆3～5分钟；一只手半握拳空掌像头顶的方向扣推，大约3分钟。

2. 一指定乾坤：点按会阴穴、长强穴，大约3分钟。

3. 三昧真火生真阳：手指触摸前列腺进行按摩，力度轻柔，时间为15～20分钟。

扭腰功可以缓解前列腺炎吗

患者提问：

我听说练习扭腰功，有预防和缓解前列腺炎的功效，这是真的吗？

医生答疑：

　　扭腰功是一套有效的强肾功法，它因为简便易学、收效迅速，且不受场地、时间限制而受到人们的喜爱。人们喜欢通过扭腰功来增强精力、性功能、记忆力、骨骼，减少脱发、黑斑和皱纹。此外，它对所有腰胯部位的疾病都有疗效，如前列腺炎、膀胱炎、肠道疾病、便秘和妇科类疾病，还可以减肥，其减肥区域在腰、胯、臀、腹部，正是赘肉最多的部位，所以此法令男女老少皆大欢喜。

　　扭腰功的动作要点主要有以下几个方面。

　　1. 双脚按等同双肩距离站立，身体略微前倾；双脚脚趾紧紧向下抓住地面。

　　2. 双手用力撑住腰部，掌心朝内护住丹田处（肚脐下方），两只手拇指、食指形成的空白正好在丹田处形成一个空空的方形，双肘自然弯曲至 90° 左右，与双手在用力时形成固定位置。

　　3. 以脊椎为轴心，两胯带动整个臀部向左做圆形扭动，经身体左侧、后方，最后从右方返回，使整个肚皮和胯部正好转完一个 360° 的圈，以此动作连续做 20 下，即转 20 圈，转圈时双肘和双手都在原位置固定不动。

　　4. 向左方的转圈扭动做完 20 个之后，再以同样的姿势向反方向转动胯部 20 次；做完后再向左方转动 20 次，如此反复变化方向转动。

　　5. 在整个练功过程中，口须微张，与鼻孔一同呼吸，不可紧闭。

　　我们在练习扭腰功时，要注意以下几个方面。

　　1. 要注意双臂、双手在扭动时紧张不动，只让臀胯扭动，这样扭肾气提升很快。因为人们在刚开始练习时，最易犯的错是手和臂没用力紧张，不固定，导致手臂与双臀不由自主地跟着一起扭。

　　2. 要注意双脚脚趾紧扣地面，这样既固定了身体，又接通了地气，还打通了脚上的经络。

3.平时除了练扭腰功，还要用提肛来配合，疗效会更显著。比如，开会、坐车、走路的时候，都可以坚持提肛，时间越长越好。经过几次练习后动作会逐渐标准。

慢性前列腺炎患者运动时要注意什么

患者提问：

我老公因尿频、小肚子痛，被查出患有慢性前列腺炎。医生建议他多休息，避免劳累，但他视锻炼如生命，每天都进行一小时以上的锻炼，我特别担心他这样会导致病情恶化，请问慢性前列腺炎在运动方面有哪些禁忌？可不可以做打篮球、踢足球（不是专业训练那种）这些运动？如果这些运动都不能做，哪些运动最适合？

医生答疑：

患者慢性前列腺炎期间可以运动，但必须注意3点。

1.选择合适的运动项目。患者可以选择跑步、游泳、打网球这些有助于"按摩"前列腺、促进血液循环的运动，能有效促进前列腺炎的康复，千万不要选择骑自行车或摩托车、骑马这些会压迫到前列腺的骑跨运动，以免加重前列腺的充血和水肿。

2.运动要适度。避免激烈运动，运动量以不出现疲劳感为宜。如果感觉劳累，患者应立即停止锻炼。

3.避免着凉。锻炼出汗后，要及时擦干汗水，换上干爽的衣服，防止着凉。运动后要洗热水澡，尽量避免冷水浴。锻炼中或锻炼后，不宜喝太凉的水，尤其是喝冰镇冷饮或吃雪糕。

有哪些适合急性前列腺炎的食疗方

患者提问：

我儿子17岁，正在读高三，前段时间因为排尿时灼痛，去医院检查，说是患了急性前列腺炎。孩子特别怕吃药，被逼着吃了两天药，症状一好转就不肯再吃药了，怎么劝也不听，我想问问能不能通过食疗的方法来调治呢？

医生答疑：

当然可以，中医历来强调"药疗不如食疗"，食补既方便又实惠，人们乐于接受，一般没有副作用，而且可以起到药物起不到的作用。现代医学认为，急性前列腺炎大多是因为细菌在前列腺部滞留而引起前列腺急性炎症变化，从而诱发一系列病理变化及临床症状，所以在治疗上多选用消炎的方法。而在中医看来，急性前列腺炎则多因为湿热壅滞或热毒炽盛所致，所以在治疗上多是以清热利湿、通淋利尿为主要方法，食疗时也是如此。

下面，我就按急性前列腺炎的分类，为大家推荐几个常用的食疗方。

1. 湿热壅滞型急性前列腺炎的食疗方。

（1）甘蔗白藕汁。材料：鲜甘蔗500克，白藕500克。做法：将甘蔗洗净去皮，切成小块，用榨汁机榨成甘蔗汁；白藕去掉藕节，清洗干净，切成小块，在甘蔗汁里浸泡半天，再取出榨汁，一天内分次喝完。功用：清热利湿，通淋利尿。

（2）绿豆芽水芹汁。材料：绿豆芽300克，水芹200克，白糖适量。做法：将绿豆芽清洗干净，将水芹菜去掉叶子，清洗干净，然后一起捣烂取汁，加入适量白糖调味，分次饮用。功用：清热通淋。

（3）凉拌莴笋材料：莴笋 250 克，味精、白糖、黄酒适量。做法：将莴笋去皮洗净，切成细丝，加入适量食盐腌制几分钟，去掉腌制出的水分，加入味精、白糖、黄酒调味，佐餐食用。功用：清热利尿。

（4）金针菜汤。材料：金针菜 50 克。做法：将金针菜清洗干净，入锅加水煮开，当作茶水多次饮用。功用：清热通淋，消炎利尿。

（5）鱼腥草瘦肉汤。材料：猪瘦肉 100 克，鱼腥草 60 克。做法：将鱼腥草洗净切段，放入纱布包中；将猪瘦肉洗净切片，和鱼腥草一起放入锅中，加水煮开，转小火熬煮 1 小时，吃肉喝汤，每天 1 次。功用：清热解毒，利尿通淋。

2. 热毒炽盛型急性前列腺炎的食疗方。

（1）芹菜粥。材料：鲜芹菜 100 克，粳米 50 克，食盐适量。做法：将芹菜清洗干净，切成小段；将粳米淘洗干净，加水熬煮至米变烂，加入芹段，熬煮至米软烂，加入食盐调味，每日 1 次，连吃 3～4 周。功用：清热解毒，凉血利便。

（2）竹叶车前茶。材料：鲜车前草 100 克，鲜竹叶心 10 克，生甘草 10 克，白糖适量。做法：将车前草洗净切碎，再将鲜竹叶心、生甘草洗净，和车前草一起放入砂锅内加水煎煮，去渣取汁，加白糖适量调味，作为茶水饮用。功用：清热利湿，泻火通淋。

（3）寒菌冬苋菜汤。材料：寒菌 200 克，冬苋菜 300 克，冬笋 25 克，清汤 500 毫升。做法：将寒菌去蒂洗净，放入碗中上锅蒸 15 分钟；冬苋菜清洗干净，冬笋切成薄片；大火起锅，放入猪油烧热，放入寒菌下锅翻炒半分钟，再放入冬笋、冬苋菜翻炒，倒入清汤、蒸煮寒菌的原汤，加入适量精盐，大火烧开，加入味精调味，吃菜喝汤。功用：清热利湿，凉血解毒。

有哪些适合慢性前列腺炎的食疗方

患者提问：

我老公最近查出来患了慢性前列腺炎，我想问问这个病有什么饮食禁忌吗？我看很多病都可以通过食疗来治，这个病可以不可以呢？如果可以，能不能推荐几个食疗方呢？

医生答疑：

日常生活中，有很多食物都具有治疗前列腺炎的功效，只要在接受常规治疗的同时，配以这些食物辅助调养，往往能够很快缓解症状。下面，我就为大家推荐几种缓解慢性前列腺炎的常用食疗方。

1.向日葵茶。材料：去掉瓜子心的干向日葵花盘15克。做法：将干向日葵花盘用凉水洗干净，放入砂锅中加水煎煮5分钟，当作茶水饮用，连续饮用5天。功用：利尿消炎。可有效改善慢性前列腺炎症状。

2.南瓜子。材料：生南瓜子30克。做法：将南瓜子去壳后嚼食。每日1剂。功效：驱虫，消肿。适用于慢性前列腺炎。

3.鲜猕猴桃。材料：鲜猕猴桃250克。做法：将猕猴桃剥皮洗干净，每日生吃即可。功用：清热和胃，利尿通淋。对湿热下注型慢性前列腺炎十分有效。

4.盐西瓜。材料：西瓜1个，精盐适量。做法：将西瓜去掉瓜皮和瓜子，切成小块，加适量精盐搅拌，不可过咸或过淡，随时食用。功用：清热利尿。适用于湿热下注型慢性前列腺炎。

5.水鸭益脑汤。材料：水鸭1只，瘦肉100克，淮山药15克，枸杞子15克，生姜20克，精盐、鸡精少许。做法：先将水鸭去毛除内脏，然后将瘦肉放入开水中煮 5 分钟，捞出用凉水冲洗干净备用，再将淮山药和枸杞子洗干净，加清水煮开，然后把水鸭、瘦肉、生姜放入锅中，煮开后转小火慢炖 4 个小时，出锅前加精盐、鸡精调味，吃肉喝汤。功用：滋阴补气。对阴虚火旺型慢性前列腺炎十分有效。

6. 山药地黄粥。材料：山药 20 克，生地黄 30 克，肉苁蓉 15 克，粳米 100 克。做法：将山药、生地黄和肉苁蓉加水煎煮取汁，放入粳米熬煮成粥，每日 1 次，连续服用 7 天。功用：滋阴补气，清热生津。对阴虚火旺型慢性前列腺炎十分有效。

7. 白果冬瓜子饮。材料：白果 10 个，冬瓜子 30 克，莲子肉 15 克，胡椒粉 15 克，白糖少许。做法：将白果去掉皮、心，冬瓜子洗净，莲子肉去心，一起放入锅中加水烧开，转小火熬煮 30 ～ 40 分钟，滤渣取汁，加入胡椒粉、白糖拌匀，放入瓶中，当茶饮用。功用：通淋利尿。适用于气滞血瘀型慢性前列腺炎。

8. 栗子百合生鱼汤。材料：鲤鱼 400 克，鲜栗子肉 250 克，百合 50 克，芡实 25 克，瘦肉 150 克，陈皮 1 块。做法：将鲤鱼清理干净去除内脏，内外抹上盐；将栗子肉用开水烫去皮，瘦肉放入开水中煮 5 分钟，捞出冲洗干净；将百合、芡实洗干净，陈皮浸软洗干净；然后将所有材料放入锅中加水煮开，转小火慢炖 2.5 个小时，出锅前加盐调味，吃肉喝汤，每天 1 次，连续 10 ～ 15 天。功用：滋阴补肾。适用于肾阳不足型慢性前列腺炎。

9. 羊肾面。材料：面条 100 克，羊肾 2 个，绿豆芽 50 克，猪油、胡椒、食盐、味精适量。做法：将羊肾去油膜，煮熟切片，然后放入锅中加水煮开，放入面条、绿豆芽，面熟后加入猪油、胡椒、食盐、味精调味，每日 1 次，连续吃 2 ～ 3 周。功用：温补肾阳。适用于肾阴不足型慢性前列腺炎。

10. 神仙韭籽粥。材料：山药 30 克，芡实 30 克，粳米 30 克，韭菜籽 15 克，食盐适量。做法：将山药洗净，上锅蒸熟去掉外皮，切成小块备用；芡实洗干净，下锅煮熟去掉外壳，捣呈细碎的米粒状；粳米淘洗干净，与韭菜籽、芡实粒一起入锅加水熬煮，等米粒将烂时加入山药，熬煮成软烂的粥，出锅前加入食盐调味，每日1次。功用：化浊去瘀，健脾补肾。适用于中气不足型慢性前列腺炎。

前列腺炎患者的饮食禁忌是什么

患者提问：

得了前列腺炎后，在饮食上有什么禁忌吗？

医生答疑：

在治疗前列腺炎期间，患者需要注意以下几点饮食禁忌。

1. 不吃生冷食物。生冷食物寒冷刺激，使前列腺收缩，导致尿液流通不利，如一些冰冻饮剂、凉拌食品不宜在秋冬季食用。

2. 不吃红肉和乳制品这类含大量饱和脂肪的食物，也避免摄入精制的糖类和反式脂肪酸，因为这类食物会使前列腺的炎症加重。

3. 不要抽烟、饮酒，也不要喝含咖啡因的饮料，以免刺激前列腺，并引发尿频。

4. 少吃大葱、生蒜、辣椒、胡椒等刺激性食物，以免引起血管扩张和前列腺充血，少食柑橘、橘汁等酸性强的食品。

5. 温热壅滞型、热毒炽盛型、湿热下注型前列腺炎都属于实证，气滞血瘀型前列腺炎大多虚实夹杂而以邪实为主，因此需要禁食参茸、炸鸡、烧鹅、虾蟹、狗肉、羊肉等温补壮阳或易生湿热的食物。

保健品对预防前列腺炎有用吗

患者提问：

吃保健品可以预防前列腺炎吗？

医生答疑：

现在许多保健品夸大了自身的医疗功效，导致许多人将保健品与药品画上等号，其实保健品只是一种膳食补充剂（也称营养补充剂），它属于食品的一种，具有一般食品的共性，虽然能调节人体的机能，但只适用于特定人群食用，而且不以治疗疾病为目的。也就是说，保健品也不能随便吃，要在医生的指导下服用才行。

预防前列腺炎，主要还是靠饮食和运动，保健品没多大作用。对于慢性前列腺炎患者来说，在服用药物进行治疗的同时，可以服用一些含以下成分的营养补充剂。

1. 黑麦花粉提取物。英国泌尿学杂志上发表的一份研究表明：慢性前列腺炎患者每天服用定量的黑麦花粉提取物补充剂，能够缓解慢性前列腺炎的疼；坚持服用 6 个月后，36% 的患者症状有所改善。

2. 槲皮素。槲皮素具有消炎、抗水肿、促进尿道平滑肌松弛的作用，对治疗前列腺炎十分有效。国外的一项科学实验曾将男性前列腺炎患者分成两组，让一组服用槲皮素片，另一组服用安慰剂片，连续服药 3 个月，结果发现吃槲皮素的一组，前列腺炎症状明显减轻，有效率达到了70% 左右。2006 年中华医学会泌尿外科学分会编写中国版《前列腺炎临床诊治指南》时，就明确地把槲皮素列为值得推荐的有效药物。

3. 鱼油。除了吃消炎的食物，鱼油补充剂也是不错的选择，其富含抗炎性的 OMEGA-3 脂肪酸。剂量：每日 2000 毫克 EPA 和 DHA 的组合。

4. 蜂花粉。蜂花粉，是指蜜蜂采蜜时带回的花粉团，在蜂巢内经过储藏和发酵后形成的花粉，对治疗慢性前列腺炎、前列腺增生十分有效，而且短时间内即可见效。罗马尼亚内分泌学家米哈伊雷斯库博士用蜂花粉治疗慢性前列腺炎 150 例，有效率高达 70%。

5. 灵芝孢子粉。中国社科院院士邓德铭教授介绍，灵芝孢子粉不仅具有抗炎、镇痛、抗衰老、抑制肿瘤细胞、增强免疫功能的作用，而且对慢性前列腺炎有较好的康复效果。

什么是前列腺炎"苹果疗法"

患者提问：

我听说吃苹果有助于治疗慢性前列腺炎，这是真的吗？

医生答疑：

在瑞典的一项医学研究中，研究者以平均年龄为 55 岁的 78 名慢性前列腺炎患者为研究对象，对他们进行了长达一年的常规治疗观察，要求其中一半人每天吃 1 ~ 2 个苹果，另外一半人则不吃。结果显示：在排除了其他生活因素影响后，坚持吃苹果的人康复效果要优于不吃苹果的人。研究者分析，这可能是苹果中的锌在起作用。

锌是前列腺液中最重要的元素，前列腺液中锌含量高达 720 微克 / 公升，远高于其他组织中的锌含量（80 微克 / 公升），而且锌直接关系到前列腺的抗菌、杀菌能力——锌含量高，前列腺抗菌消炎的能力就强，反之则弱。

临床研究显示，慢性前列腺炎患者的前列腺液内，锌含量比正常者明显要低，因此提高患者体内的锌含量，也能增强前列腺对炎症的防御能力。苹果中的锌元素很高，每百克含锌量是 0.19 毫克，且容易被吸收，吸收率可以达到 30%，又没有任何副作用，因此患有前列腺炎的朋友不妨每天吃上 1 ~ 2 个苹果，就可达到帮助治疗前列腺炎的目的。

我曾经与中央保健局胡维勤教授交流，他认为"苹果＋南瓜子"疗法，对前列腺炎的保健效果明显。

前列腺炎患者出现焦虑、抑郁、恐惧情绪怎么办

患者提问：

我老公患上前列腺炎后，每天都唉声叹气的，脾气也变得特别暴躁，动不动就发火，还经常半夜醒来就睡不着了，有什么办法缓解吗？

医生答疑：

作为男性的"难言之隐"，慢性前列腺炎因为缠绵难愈，愈后易复发，往往会给患者带来沉重的思想负担，使其出现焦虑、抑郁、恐惧等负面情绪，没有合理的引导和治疗，很容易引发抑郁症或焦虑症。医学研究显示，"精神心理因素——神经递质——神经——盆腔肌肉"这一环路，是诱发慢性前列腺炎、加重前列腺炎症状，使前列腺炎迁延难愈的重要因素。

有调查显示，慢性前列腺炎患者出现心理障碍的概率明显高于健康男性。我国的慢性前列腺炎患者，约有 24% 有不同程度的焦虑症状，22% 有抑郁症状。患者焦虑的主要表现是：出现毫无原因的恐惧和精神紧张，做事心烦意乱，没有耐心，遇到事情容易往坏处想，即便是在休息的时候也坐卧不宁，以及没有原因地出现心悸心慌胸闷、肌肉紧张甚至是疼痛等。患者抑郁的主要表现为：情感低落、思维缓慢、语言动作减少和迟缓，并有失眠、乏力、食欲不振、工作效率低等症状。焦虑和抑郁常常同时出现，这些心理上的不适会通过多种途径加重慢性前列腺炎的症状。

为了避免遭受抑郁症或焦虑症的困扰，前列腺炎患者一定要及时到正规医疗机构的泌尿科或男科就诊，在治疗时要保持积极向上的乐观情绪，不要听信非正规医疗机构"一次见效，永不复发"的不实宣传。患者一旦发现自己出现焦虑、抑郁、恐惧的症状，要及时去精神科进行心理评估，做好自我心理调整。

此外，患者家属也应该通过倾听、鼓励、安慰等方法帮助患者正确认识和对待疾病，从而缓解患者的抑郁、焦虑症状。

第四节　前列腺炎对性的影响

慢性前列腺炎患者需要禁欲吗

患者提问：

我老公自从患上了慢性前列腺炎，都不敢过性生活了，生怕把他的炎症传染给我。我想问问，慢性前列腺炎患者必须要禁欲吗？

医生答疑：

慢性前列腺炎患者往往会有这样一个担忧：得了这个病，是不是就不能过性生活了？胆子大一点的患者，会在就诊时直接问我："王院长，这个病需要禁欲吗？"胆子小一点的，就自己吓唬自己，开始了清心寡欲的无性生活。

其实，这个病没有急性发作，根本没必要禁欲，只是要避免过度的性生活。过度的性生活会造成前列腺主动或被动充血，前列腺组织的反复功能性收缩会造成腺组织损伤并引发炎症，另外由于前列腺液大量排出，使前列腺液中微量元素锌的含量减少，会使前列腺局部防御能力下降，从而导致慢性前列腺炎的发生。

前列腺有炎症的时候，前列腺腺体内存有相当数量的细菌等病原微生物及其产生的炎性物质，这些细菌虽然会被静脉滴注、口服药物治疗及微波等理疗手段杀死，但如果不能及时将其排出体外，它们就会继续危害人体的健康，刺激机体继续产生各种症状。只有把这些炎性物质全部排出体外，让前列腺分泌新的前列腺液，前列腺的炎症才会真正消失，而刺激前列腺液的分泌、排出前列腺内的炎性物质的有效手段，就是有规律的性生活。

所谓有规律的性生活，就是慢性前列腺炎患者可视年纪大小、性欲强弱，1 周至 10 天同房一次至两次为好，每次同房须控制好时间，不宜时间过长，以避免前列腺过度充血。在患慢性前列腺炎时禁欲，非但达不到抑制性冲动、缓解性兴奋、减少前列腺充血的目的，反而会使前列腺液不能及时排出和释放，从而会加剧前列腺充血，导致前列腺炎久治不愈。当然有一部分前列腺炎是由衣原体、支原体、滴虫、霉菌等具有传染性的病原体造成的，这时就必须采取安全措施，防止传染。

前列腺炎一定会影响性功能吗

患者提问：

自从发现自己有前列腺炎后，我逐渐对性就失去了兴趣，难道前列腺炎会影响性功能吗？

医生答疑：

前列腺是男性生殖系统最大的附属性腺，位于膀胱的颈部和尿生殖膈之间，尿道及射精管均穿过前列腺。它产生的内分泌激素，其中有前列腺素，可影响全身。它分泌的前列腺液占精液量的30%，因此前列腺发生炎症时会影响性生活。

不过，前列腺炎对男人性功能的影响往往不是生理上的，而是心理上的。前列腺炎不会影响睾丸的分泌功能，也不会对阴茎的血管及神经造成损伤，但它会给患者带来沉重的心理负担，进一步造成性障碍。

许多前列腺炎患者都存在抑郁、焦虑、恐惧等情绪，担心会把前列腺炎传染给伴侣，或是担心性生活会加重病情——前列腺炎可以引起盆腔区域的疼痛及尿道刺激征，还可引起精阜周围炎，导致部分患者出现射精痛，变得害怕过性生活。

这种长期的紧张状态会改变患者局部神经的兴奋性，导致其敏感度增加而出现早泄或遗精，也会使睾酮、肾上腺皮质激素、多巴胺等几种动情物质减少，从而导致性欲低下、勃起功能障碍，或是因其兴奋性降低而出现射精延缓或不射精等性功能障碍。

和谐有规律的性生活对前列腺炎康复大有裨益。前列腺炎常发生在性生活没有规律或节制的群体中。病程短、症状轻者，一般不会影响性功能。若是慢性顽固、症状严重者，常对性生活有影响，出现以下问题。

1. 早泄。前列腺有炎症时，性兴奋阈值降低，对刺激特别敏感，稍触即射，久别或新婚性生活更明显。患前列腺炎两年以上，有93%发生早泄。

2. 阳痿。长期炎症困扰，局部不适，心理负担、精神压力抑制大脑皮层的兴奋性，久而久之会导致心因性阳痿或勃起无力。炎症导致局部充血水肿，波及性器官及神经中枢，使兴奋转为抑制，导致勃起障碍。患前列腺炎两年以上，有43%发生阳痿，其中10%完全丧失性功能。

3. 遗精。长期炎症造成局部液体分泌量增多，或局部过度敏感，刺激前列腺神经感受器，诱发反射性性兴奋引起遗精。

4. 射精疼痛。在射精过程中，前列腺参与收缩排泄液体，同时射精管穿过前列腺，当发生炎症时，可造成射精疼痛、不适、射精无力或没有快感。

5. 射精障碍。炎症轻重涉及射精管及精囊腺开口，导致精液排出受阻，甚至不射精。当炎症影响到膀胱括约肌时，会造成逆行射精。

6. 血精。前列腺充血水肿，毛细血管脆性增加，导致血管破裂，精中带血。当前列腺炎伴有精囊炎，血精更为常见。

7. 不育。前列腺液占精液量的 30% 以上，前列腺感染时会影响精液的成分、酸碱度、黏稠度，加上病原微生物释放毒素，消耗营养伤害精子，是临床常见的不育症原因。

8. 高潮缺乏。炎症感染导致前列腺及射精管收缩力减弱，感受器官感受失常，射精缺乏喷射力，而是缓慢流出，因而快感不强，高潮缺乏。前列腺炎急性期禁止性生活，慢性期可以规律性生活有利于炎性液体流出。

我在临床门诊常遇到一些阳痿患者，其没有前列腺炎的症状或症状不明显，当进行前列腺指诊时压痛明显或质韧，前列腺液中的白细胞、脓细胞却较严重。当炎症通过中西医结合治疗逐渐减少时，性功能也逐渐恢复。前列腺炎与性功能的关系密切而复杂。

为什么蜜月期间的男性易患前列腺炎

患者提问：

我和老公结婚后去了普吉岛度蜜月，回来后老公说尿尿不舒服，去医院一检查，说是得了前列腺炎。医生说蜜月期的新郎官最容易得这个病，这是为什么呢？

医生答疑：

新婚的第一个月，新婚夫妇天天你侬我侬，如胶似漆，特别甜蜜，所以称为蜜月。但在这种甜如蜜的新婚生活中，新郎官们却可能产生一些小苦恼，开始出现尿频、尿道疼痛不适、小腹隐隐胀痛、尿道口有白色分泌物等症状。这大多是患上了蜜月型前列腺炎。

为什么蜜月期的男子容易患前列腺炎呢？主要有4个方面的原因。

1.性生活过于频繁。研究显示，在短时间内反复多次性交者，急性前列腺炎的发病率高达89.7%。在蜜月期，新婚夫妇尤其是男性的性欲比较旺盛，性生活的次数比较频繁，往往一夜之间重复性交几次，就给了前列腺炎可乘之机。此外，有些新婚男子为了延长性交时间而采取控制射精或中断性交等方法，也会使前列腺充血肿胀，从而导致前列腺炎的发生。

2.过度劳累。因为操办婚事、蜜月旅游等事情，新郎往往特别劳累，身体抵抗力也大大下降，细菌很容易侵入前列腺，从而引发前列腺炎。如果蜜月旅游时住宿条件差、旅馆不干净等，也容易导致细菌感染。

3.饮食失调。新婚期间如果大吃大喝、过量饮酒、吃辛辣等刺激性食物，都会使前列腺充血过度而导致发炎。

4.滥用壮阳药物。在蜜月时，有些男性会为了提高性功能服用一些壮阳药物，可能会导致前列腺充血肿胀，从而引起前列腺炎。

强忍不射精会导致慢性前列腺炎吗

患者提问：

我一直没打算要孩子，所以很多时候都会采取体外射精，有时候为了能满足女友，还会强忍着不射精，等女友高潮后，我有点累了，也就直接结束休息了。后来我听说经常忍住不射精会伤害身体，尤其会伤害前列腺，这是真的吗？

医生答疑：

许多男性朋友为了表现自己的男性雄风，喜欢在性生活时忍住不射精，尽可能地延长性生活时间，这种行为对健康其实非常不利。原因有以下几点：

1. 强忍不射精来延长性交时间，会使得性中枢神经活动和性器官长时间处于兴奋、充血状态中，这样就加重了性神经系统和性器官的负担，久而久之就容易诱发前列腺炎。

2. 经常强忍不射精，会影响到射精功能，从而出现射精时间延迟、射精不爽，甚至不射精。

3. 强忍不射精时往往会突然中断性交，这样性器官充血的消退时间就会延长，前列腺和精囊持久充血，容易引发无菌性前列腺炎和精囊炎、如果精囊壁上的毛细血管扩张破裂，还可能导致血精症。

4. 经常忍精不射，会使得该射的精液倒流到膀胱，时间长了会逆行射精。

此外，对于女方来说，男方经常强忍不射精也不是什么有益的事——男方经常强忍不射精导致性交中断，会使女方盆腔慢性充血而导致腰酸、腰痛、腹痛和睡眠不好等症状。

古代的房中术认为，男子在性生活中"多交少泄"甚至不泄，不仅可以强身祛病，更能益寿延年，于是一些男性喜欢在性生活中有意识地控制射精，在临近性高潮即将射精前突然停止性交，忍精不泄。这种做法其实是不科学的。清代著名医家徐大椿对此有十分精辟的评述："故精之为物，欲动则生，不动则不生。有自然不动则有益，强制则有害，过用则衰竭。任其自然而无所勉强，保精之法也。"

为什么有的慢性前列腺炎患者的性欲反而旺盛

患者提问：

有些男性患了慢性前列腺炎后发现自己性欲低下、性功能减退，有些男性患病后却发现自己性欲格外旺盛，这是怎么回事呢？

医生答疑：

患病后出现性欲旺盛这种情况，往往是年轻患者，而且大多是在发病早期，甚至会出现阴茎的异常勃起——在没有任何性刺激的情况下发生阴茎勃起。这是由于前列腺的炎症导致前列腺充血肿大，从而刺激了前列腺及邻近器官的神经，引起这些神经兴奋，并且通过一系列的神经反射，导致位于脊髓内的勃起中枢和射精中枢兴奋，从而不断发出阴茎勃起和射精的"命令"。

这种性欲增强和阴茎勃起是一种病态，它不仅会加重前列腺腺体的充血淤血，增加细菌进一步感染的机会，还会扰乱人体大脑中枢的正常生理活动，使患者出现失眠多梦、头晕耳鸣、神疲乏力等神经衰弱的症状。

因此，一旦慢性前列腺炎患者发现自己性欲旺盛，必须尽早去医院接受治疗，并注意节制性生活，以免加重病情。

前列腺炎会不会传染给妻子

患者提问：

　　最近我老是感觉尿急、尿频、尿痛，去医院检查，医生说我患了前列炎腺，请问治疗前列腺炎到哪家医院好，用什么方法治疗好？前列腺炎能传染妻子吗？

医生答疑：

　　许多男性朋友在患了前列腺炎后，特别担心会把细菌传染给伴侣，因此不敢过性生活。对于这个问题，要结合男方所患前列腺炎的种类、女方的身体抵抗力综合来看。

　　1. 前列腺炎的种类。非细菌性前列腺炎，这种类型的慢性炎症，不会传染给女方。但如果是由于滴虫、霉菌、支原体、衣原体感染引起的特异性前列腺炎，就具有一定的传染性，可能在性生活时将病原体传染给女方，引发特异性的阴道炎症。因此，患了前列腺炎后，一定要做前列腺液化验如细菌和病原体培养检查，确定其性质，再决定是否需要禁欲。此外，如果怀疑女方已被传染上或女方是传染源时，则要夫妻同时治疗。

　　2. 女方的身体抵抗力。女性的阴道本身是一个酸性环境，对细菌也有一定的杀伤力，如果女方的身体抵抗力较好，女方阴道本身的防御屏障就不会被破坏，因此只要不是毒力很强或数量很多的细菌，都不会造成女方的感染。

规律的性生活有助于治疗前列腺炎吗

患者提问：

我老公原先性欲冷淡，我们一个月也就过一次性生活，但最近他查出患前列腺炎后，就变成一周一次了，他说规律的性生活有助于治疗前列腺炎，是这样吗？

医生答疑：

国外研究者曾对一些顽固性慢性前列腺炎患者进行 17 个月的随访，发现前列腺炎患者只要坚持每周一次的规律性生活，排出前列腺液，症状就有明显改善。

研究者分析认为，规律的性生活之所以能改善前列腺炎的症状，是因为它能有效排出前列腺液腺泡内的病菌、炎性分泌物及小结石，疏通腺体导管，降低了前列腺和精囊腺的压力，使前列腺包膜和精囊腺包膜得以松弛，从而有效缓解疼痛等不适症状。前列腺包膜紧张度降低后，会减轻对尿道内口的压力和刺激，从而缓解了尿频、尿急和尿不尽的症状，也缓解了前列腺充血，增加了前列腺的血液循环从而减轻炎症反应。

慢性前列腺炎与勃起功能障碍的关系

患者提问：

我得慢性前列腺炎 7 年了，近一个月发现勃起也不太好了，这与我的前列腺炎有关系吗？

医生答疑：

从理论上讲，慢性前列腺炎不会直接累及阴茎组织，导致勃起功能障碍。但是临床经验总结，慢性前列腺炎确实与勃起功能障碍存在相关性：首先，炎症期间前列腺会产生大量的炎症细胞，时间长了，炎症细胞会侵入周围的其他组织，造成前列腺增大或者钙化，这样对阴茎勃起就会造成影响。其次，慢性前列腺炎会引起大脑皮质反射性功能紊乱，主要表现就可能出现勃起功能障碍、失眠、焦虑、不射精等再者，前列腺具有内分泌的功能，可以分泌多种激素，炎症造成分泌功能异常，也可导致性功能障碍。另外，慢性前列腺炎迁延难愈，长期不适症状会一起患者心理压力，由此造成心因性勃起功能障碍。最后，在临床治疗中也不难发现，很多患者因为前列腺炎治愈后，勃起障碍也得到了改善或治愈，这也就反过来正面两者之间的相关性。

慢性前列腺炎与早泄的关系

患者提问：

医生我最近房事时间很短，我有慢性前列腺炎，但是症状不明显，我也没治疗，早泄跟炎症有关吗？

医生答疑：

可能有关系。引起早泄的原因有很多，一般可以分为精神心理因素和器质性因素。慢性前列腺炎确实也是引起早泄原因之一，主要有两方面原因：一方面，前列腺炎会导致前列腺腺体水肿、充血，由于射精管穿过前列腺，前列腺腺体改变可以直接刺激射精管，导致射精阈值下降，造成早泄；另一方面，慢性前列腺炎导致患者心理压力增大，因担心前列腺炎治不好，导致性功能受影响，而造成的性生活时射精过早、不好的射精体验反过来加重心理负担，最终导致早泄。

前列腺炎对精液有什么影响

患者提问：

　　我看书上说精液中的1/3都是前列腺液，那前列腺一旦发炎，对精液会有什么影响吗？

医生答疑：

　　前列腺炎的发病原因比较复杂，可由细菌感染诱发。如果是细菌感染引起的前列腺炎，那么前列腺就处于一个感染的环境，分泌的前列腺液往往也带有细菌。前列腺液作为精液的重要组成部分，占精液的30%，一旦前列腺液被细菌感染，精液自然也会受到影响。

　　1.改变精液成分。精液由精子和精浆组成，精浆的主要成分由精囊与前列腺分泌。因此患有前列腺炎时，精浆中就可能掺杂一些细菌、炎症细胞，细菌的生存和炎症细胞会大大消耗精浆中的营养物质，使得精子的生存环境变得恶化，不利于精子的活动和生存，影响男性生育功能。

　　2.改变精液酸碱度。正常精液的 pH 值是 7.2 ~ 8.0，而慢性前列腺炎患者的精浆呈偏酸性，而当 pH 值降低到 6.0 ~ 6.5 时，精子就开始死亡。

　　3.精液液化异常。患有慢性前列腺炎时，前列腺液中的液化酶的活性会大大降低，这会使男性精液黏稠液化的时间出现延迟的现象，精子就像陷入泥潭里，拔不动腿，动弹不得，消耗了精子能量，阻碍了精子的正常活动能力至还会产生抗精子抗体。

4.精液黏稠度增加。前列腺出现炎症时，精液中的凝固因子增多，可能含有细菌、白细胞，甚至可能脓化，使得精液黏稠度明显增加，影响精子的活动。很多不育的男性在精液检查中，都有出现精液白细胞较多、精子活力很差、精子凝集现象的情况。

慢性前列腺炎会导致不育吗

患者提问：

我与老婆结婚一年了，性生活一直都很正常，也没有采取任何避孕措施，但老婆一直没怀上孩子。她去医院做了全方位的检查，各项检测指标都显示正常。我就去做了个精液检查，发现精液中有白细胞，精子成活率低，进一步检查后发现有前列腺炎，难道前列腺炎会导致男性不育吗？

医生答疑：

慢性前列腺炎虽然对性的影响不是很大，但对男性生育有很大的影响。

1.降低精子活力。前列腺液是精子存活的必要条件，因为其中所含的酶、卵磷脂和微量元素可以给精子提供能量和营养，当前列腺有炎症时这些营养物质分泌下降，精子活力也就降低了。

2.引发不射精症或逆向射精。前列腺有炎症时，可能会导致不射精症或逆向射精，造成精子不能进入阴道，自然也就不育。

3.酸性物质增多。前列腺有炎症时，患者体内的酸性物质增多，使得精液的酸度也增加，不适宜精子存活，导致精子活力降低。

4.精液不液化。前列腺有炎症时，精液的液化过程会受影响，使精子活力降低，从而导致不育。

5.细菌毒素作用。前列腺有炎症时，前列腺液中含有的病原微生物及细菌毒素进入精液后，可以直接杀死精子，造成死精、畸形精子、精子活力下降，产生抗精子抗体，精子顶体酶活性降低，最后导致男性不育。

患慢性前列腺炎后为什么会出现血精

患者提问：

我患慢性前列腺炎有几年了，吃了一段时间药后有所好转，但最近几个月射精时发现精液里带一点点血，这是怎么回事？

医生答疑：

正常的精液为乳白色，如果排出的精液为粉红色、红色或棕红色，或带有血丝，就是血精，大多是由前列腺和精囊腺的炎症引起的。

概括而言，往往是以下几个原因导致的男性精液带血。

1.患慢性前列腺炎时，前列腺内制造前列腺液的腺体组织及排泄前列腺液的管道广泛充血，严重的充血会使血液从细小的毛细血管中向外渗出，进入前列腺液中。

2.患慢性前列腺炎时，前列腺分泌的前列腺液的成分也会发生某些改变，这也可能会影响前列腺局部的凝血功能而导致前列腺液中带血。

3.患慢性前列腺炎时，前列腺液分泌增多，这些前列腺液除了一部分从尿道流出，大部分淤积在前列腺内。行房事时这些前列腺液瞬间排出，也会使前列腺内部的压力突然下降，造成毛细血管破裂而引起出血。

4.如果慢性前列腺炎患者的性欲旺盛，房事频繁，在射精的瞬间，整个输精通道会出现强烈的收缩，并随即松弛，这种压力的急剧增减变化会引起前列腺内部毛细血管渗透压增高，甚至造成毛细血管破裂，从而使血液渗入前列腺液。

从中医角度来看，血精，是由热入精室、脾肾气虚引起精室血络受损，血溢脉外，随精而出，病因主要有五个。

1. 外感湿热热毒或寒湿，郁而化热，湿热火毒之邪循经下注，扰及精室，精室血络受损，热迫血行而见精血俱出。

2. 饮食不节损伤脾胃，脾气亏虚，气不摄血；或过食辛辣肥甘之品，湿热热毒内生，热扰精室，均可造成血精。

3. 恣情纵欲，房劳过度，以致肾虚精亏，封藏固摄失职；或肾精亏虚，阴虚火旺，虚火扰及精室，造成血精。

4. 精室血络受损，血不归经，溢于精室，精血夹杂而出。

5. 久病入络，气血瘀滞，血行不畅，阻滞精道，精液与瘀血互结而成本病。

血精经过一段时间的治疗不见好转，应进一步排除患结核、肿瘤等疾病的可能。

慢性前列腺炎会导致流产吗

患者提问：

我老公患有慢性前列腺炎2年了，吃了不少药，但一直没能好彻底。最近我发现自己怀孕了，听说慢性前列腺炎会导致精子质量不好，而精子，质量不好就会导致胎停或流产，这是真的吗？

医生答疑：

很多女性怀孕后出现胎停或流产，比较常见的原因有3种。首先是胚胎染色体的问题，大多为染色体数目异常，其次为染色体结构异常。

其次是内分泌的问题，卵巢的妊娠黄体分泌孕激素，胎盘滋养细胞亦逐渐产生孕激素，还合成其他激素如 β - 人绒毛膜促性腺激素、胎盘生乳素及雌激素等，如果这些激素分泌不足，妊娠就会难以继续而致流产。最后是免疫性的问题，妊娠就像同种异体移植，胚胎与母体间存在复杂而特殊的免疫学关系，这种关系使胚胎不被排斥。如果母体与胚胎双方免疫不适应，就可能引起母体对胚胎的排斥而致流产。

如果男性患有慢性前列腺炎，细菌感染就可能破坏睾丸与血睾的屏障，精液中的抗原与机体中的抗体结合，就可以产生抗精子抗体反应，抗精子抗体本身可以阻止胎儿的正常发育，引起流产。

一般说来，慢性前列腺炎患者的精子质量都有问题，要么是精子畸形率特别高，要么是精子活力低，这样确实会影响生育，此观点业界有所争议，目前还没有真正的定论。但在男科临床中，确有胎停育、习惯性流产，查出男方患有前列腺炎，前列腺液中大量白细胞、脓细胞，经过系统治疗，女方生育。

患了前列腺炎想要孩子可以吃补药吗

患者提问：

我和老婆结婚 3 年多了，一直没要上孩子，也到各大医院看了，医生给开了一大堆补药和壮阳的药，可检查精子质量还是很差，虽然有活着的精子，但是停滞不前、不运动，这是为什么啊？

医生答疑：

前列腺炎确实会造成不育症，检查精子质量差，在临床上我遇到过很多这样的情况。他们大多数没有明显的前列腺炎的症状，如尿频、尿不尽或早泄，所以很多医生就忽略了对前列腺的检查，往往治以"补肾壮阳""生精"，比如某肾宝等补药，本意是为精子加油助力，结果往往适得其反，事与愿违。

这其中的道理很容易解释：因为前列腺液是精液的重要组成部分，占精液量的30%，前列腺发炎了，会严重影响精子的活力，致使精子生活在水深火热之中，无法运动，如果把前列腺液比作池塘的水，那么精子就如同水中的鱼，水被污染了必然殃及池鱼，活力下降。这时如果没有查到根本原因，再多的补药也无济于事。

所以治好前列腺炎，改变精子的生活环境才是关键。

第三章 避无可避的前列腺增生

第一节 什么是前列腺增生

什么是前列腺增生

患者提问：

最近因为我儿子过周岁生日，我爸妈、我岳父岳母都从老家过来了，一大家子住在一起，每天早上抢厕所是必然。但我没想到跑厕所最多的居然是我爸和我岳父，后来才知道他俩最近都查出来了患了前列腺增生，这个病最典型的症状就是尿频、尿急、尿不尽，我还听说这个病是中老年男性的多发病，感觉好可怕啊，这到底是种什么病呢？严重吗？

医生答疑：

前列腺增生症到目前没有国际上统一的定义，前列腺增生本身是病理学名词。良性前列腺增生症又名前列腺肥大、前列腺瘤、前列腺瘤样增生。

中医学称为"精癃"，造成尿潴留时称为"癃闭"，主要多见于老年男性，患病率随着年龄的增加而升高。我国前列腺增生病例是 1936 年北平协和医院（今为北京协和医院）张先林、谢元甫总结报告的。在 152 例 41 岁以上男性的尸检中，前列腺增生者占 6.6%；同期的外国报道 36 例，前列腺增生的占 47.2%。随着生活及医疗水平的不断提高，我国学者顾方六等报告 321 例尸检前列腺增生者，41 ~ 50 岁为 13.2%，51 ~ 60 岁为 20%，61 ~ 70 岁为 50%，71 ~ 80 岁为 57.1%，81 ~ 90 岁为 83.3%，与欧美国家发病率基本一致。

目前前列腺增生的病因尚未明定，但其与细胞老化、凋亡，雄激素下降，组织的生化、增生等密切相关。

男人过了 40 岁，多多少少都会出现前列腺增生的现象，只要没有外在的尿频、尿急等症状，一般不需要治疗。不过，如果发现有前列腺增生时，一定要避免久坐、抽烟、喝酒、嗜食辛辣之物，以免使前列腺继续增大。

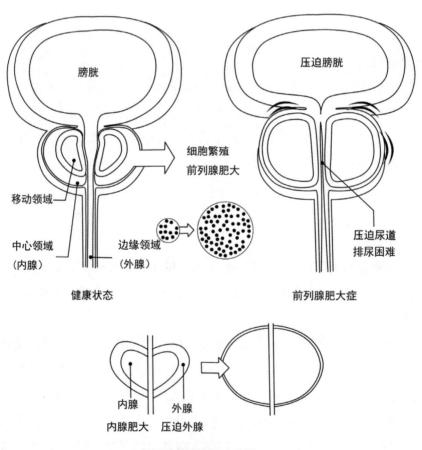

一般说来，前列腺增生有以下几点表现。

1. 尿频。尿频是患者最早出现的症状，先为夜尿次数增多，随之白天也尿频，远远超过了白天 3 ~ 4 次、晚上 1 ~ 2 次的正常情况，排尿时间间隔短，时时有尿意。随着梗阻程度的加重，膀胱逼尿肌功能减弱，膀胱内残余尿量增多，尿频亦逐渐加重。如合并感染或结石，尿频更加明显，且会伴有尿痛。

2. 排尿踌躇不畅。当感到有尿意时，要站在厕所里等好一会儿，小便才"姗姗"而来，且尿流变细，排出无力，射程也不远，有时竟从尿道口线样滴沥而下。正所谓年轻时顶风尿一丈，现在顺风还尿湿鞋。

3. 排尿中断。前列腺增生后，尿液里的结晶体容易凝集形成膀胱结石，造成排尿突然中断，老年人排尿中断和出现膀胱结石是前列腺增生的强烈"信号"。

4. 夜间尿失禁。夜间睡觉时尿液不受控制地自己流出来，严重者白天时也会有这种现象发生。我有一位患者，晚上睡觉必须半坐着睡，还带尿不湿，痛不欲生。

前列腺增生如何分级的

患者提问：

大夫，我检查前列腺，医生说是像鸡蛋那么大了。我这种情况的算是多严重的？

医生答疑：

前列腺增生分级根据围度不同可分为症状分级（IPSS 评分）和大小重量分级（直肠指诊）。

其中症状分级依据国际前列腺症状评分（IPSS），评分主要体现患者下尿路刺激症状的主观描述，症状越重得分越高，具体可以分为三个级别，轻度 1 ~ 7 分，中度 8 ~ 19 分，重度 20 ~ 35 分。

正常前列腺一般 15 ~ 20g，大小重量分级是 1980 年提出的，将增生分为 4 度：Ⅰ度：轻度，前列腺可达正常腺体 2 倍，一般 20 ~ 25g；Ⅱ度：中度可达 2 ~ 3 倍，重量在 25 ~ 50g；Ⅲ度：重度，可达 3 ~ 4 倍，大约重 50 ~ 75g；Ⅳ度：极重度，高达 4 倍以上，重量在 75g 以上。

对于前列腺增生的分级，有一种更形象的比喻，这样更容易理解和记忆：如果正常前列腺用栗子大小来形容，一度增生就如鸡蛋大小，二度增生如鸭蛋大小，三度增生如鹅蛋大小。

什么是前列腺增生伴钙化

患者提问：

我在单位体检的报告中看到我的前列腺增生伴钙化，没有什么不适的感觉，而且单位很多跟我年龄差不多的人都是这样的结果，是不是不严重啊？还需要治疗吗？

医生答疑：

一般 50 岁以上，随着年龄衰老就会出现良性前列腺增生，也可以造成前列腺内出现钙化物。前列腺钙化灶是指一些含钙物质（主要是磷酸钙）沉积在前列腺腺泡或者腺管内的淀粉样体与上皮细胞所形成的硬结或斑块。这与尿液的反复刺激及慢性炎症有相关性。前列腺增生伴钙化灶通常体检时做 B 超就可以被发现，一般没有什么明显的临床症状表现，所以不需要特殊的治疗。如果前列腺增生伴钙化灶面积比较大或者已经形成了结石，并伴有尿频、尿急、尿痛、尿滴沥、尿等待、尿不尽、血尿等症状时，就需要治疗。临床上一般会采取微创手术治疗，有些患者效果并不理想，有的还会旧病反复。中药辨证施治＋手法按摩的方法，临床取得了很好的疗效，避免手术之痛。

此外，前列腺钙化灶重在预防，患者要养成良好的生活习惯，多喝水，多运动，要有规律的房室生活，注意个人卫生，保持良好的心态。

前列腺增生会遗传吗？

患者提问：

我父亲有前列腺增生，请问我会遗传吗？

医生答疑：

目前还没有任何研究表明前列腺增生具有遗传性，所以说前列腺增生一般是不会遗传的。

前列腺增生的原因比较复杂，发病人群多为老年男性，其发病机制是上皮细胞、间质细胞增殖和凋亡的失衡所致。前列腺增生的主要原因包括：年龄增大、性激素水平失衡、慢性炎症刺激，不良生活习惯比如长时间吸烟、长期饮酒、体型肥胖等。

常见的症状表现为尿频、夜尿增多，逐渐发展为排尿困难，如果后期合并感染，还会出现尿急、尿痛、下腹部坠痛等症状。一旦确诊为前列腺增生，要正确对待，定期到专科医院复查，制订诊疗方案，规则用药，中药调理，定期保健按摩，如果情况严重也可以选择手术治疗。

年龄是前列腺增生的主要原因吗

患者提问：

我看前列腺增生患者大多都是老头儿，难道这个病与年龄有关吗？

医生答疑：

一般情况下，男性从 35 岁开始，前列腺每年以 1.5 ~ 2g 的速度增生。有报道称，在 40 ~ 50 岁男性中，前列腺增生占 30%；在 60 ~ 80 岁男性中，前列腺增生占 50%；在 80 岁以上的男性中，前列腺增生更是高达 75%。

从病理组织学角度来看，前列腺增生症的发生可分为三个阶段，一是基质结节形成；二是前列腺移行带的普遍增生；三是结节性增生。前列腺增生症最早可能发生在 25 ~ 30 岁时，而出现组织学的前列腺增生结节则至少要到 30 ~ 40 岁。随着年龄的增长，前列腺的基质成分逐渐增多，而上皮成分逐渐减少，因此前列腺增生的病理组织组成以基质成分为主，一般可以占到 60% ~ 78%。解剖发现，70 岁以上男性的前列腺增生，是以前列腺移行带整体增生为主；80 岁以上男性的前列腺增生，是结节自体增生为主。

由此可见，前列腺增生是与年龄增长相对应的基质病变，这个过程需要较长的时间来完成，这就是前列腺增生与年龄因素相关的原因。

雄性激素与前列腺增生有什么关系

患者提问：

　　我看网上有些专家说前列腺增生是由雄性激素分泌过度旺盛引起的，有些专家又说不是，到底雄性激素与前列腺增生有没有关系呢？

医生答疑：

　　医学专家普遍认为，男性睾酮、双氢睾酮等雄性激素的改变，是前列腺增生的主要病因。因为前列腺是依赖雄激素的器官，雄激素能促进前列腺细胞的有丝分裂，在促进前列腺生长、维持结构和功能的完整上起着重要的作用。雄激素缺乏时，如去势或其他疾病导致睾丸功能丧失，男性的前列腺会不发育、萎缩、功能减退。

　　随着年龄的增长，男性体内的雄性激素类固醇的分泌发生改变，多余的雄性激素和胆固醇堆积在前列腺内，是造成前列腺增生的主要原因。男性体内的主要雄激素是睾酮。前列腺内含有丰富的 5α – 还原酶，可将睾酮转化为更具生理活性的双氢睾酮——比睾酮的活性强 2 ~ 3 倍，有促进精子生成的作用。睾酮会随着年龄增加发生很大变化。有研究发现，一些老年男性的血清睾酮水平可达青年男子正常值范围的高限，并丧失了昼夜节律性，这种内分泌的失调最终引发了前列腺增生甚至前列腺癌。

　　1972 年，医学专家威尔森首先采用放射免疫分析法测得增生的前列腺腺体内的双氢睾酮含量比正常腺体高 2 ~ 3 倍，最先增生的尿道周围腺体的双氢睾酮含量比其他区域也要高，并因此得出结论：前列腺增生的发生与双氢睾酮在腺体内的积聚有关，且发病率随年龄增高而升高。

　　另有研究发现，在前列腺增生发生发展变化中存在着雌、雄激素的相互协同作用，也就是说，雌、雄激素的平衡改变是前列腺增生发生的重要原因。雌激素一方面通过抑制垂体黄体生成激素的释放，而降低雄激素的产生量；一方面又刺激垂体释放催乳素，而催乳素又可刺激前列腺细胞吸收利用雄激素；同时，雌二醇还可增加前列腺组织对双氢睾酮的吸收与转化。

随着年龄增加，男性的雌激素浓度较稳定或稍有增加。这种雌雄激素平衡的改变，可能会导致前列腺中的雌激素激活细胞合成和分泌细胞外基质蛋白，在细胞周围形成一层致密的纤维结缔组织，进而参与前列腺增生的发生、发展。

中医如何认识前列腺增生

患者提问：

听说中医上没有前列腺增生这个病，但我看很多人得了前列腺增生后都是吃中药调养，那中医是如何认识前列腺增生的呢？

医生答疑：

中医并没有前列腺增生这一病名，但对前列腺增生早有认识，并将其归为癃闭的范畴。癃闭，又称小便不通、尿闭，是一种以小便量少、点滴而出，闭塞不通为主症的一种病症。"癃"指小便不利，点滴而出，起病较缓慢；"闭"指小便闭塞，点滴不畅，起病较急。

中医认为，癃闭的病因主要有以下几个。

1. 阴虚火旺。房事过度致肾阴亏耗，无阴则阳无以化，水液不得气化而下注膀胱，故产生癃闭。

2. 肾阳不足。年老体弱或久病体虚，肾阳不足，命门火衰，无阳则阴无以生，膀胱气化无力，而致小便不出。

3.湿热蕴结。过食辛辣肥甘之品，中焦湿热不解，下注膀胱，或肾移热于膀胱，膀胱湿热壅滞，导致气化不利，小便不通，而成癃闭。

4.脾气不升。劳倦伤脾，饮食不节，或久病体弱，致脾虚而清气不能上升，则浊阴不能下降，小便因而不利。

5.肝郁气滞。七情内伤，引起肝气郁结，疏泄不及，从而影响三焦水液的运化及气化，致使水道通调受阻，形成癃闭。

6.痰浊、瘀血、败精内停。痰浊、瘀血、败精内停，阻塞水道，气化不利而成癃闭。

前列腺增生的典型症状是什么？前列腺增生主要影响的是排尿，人的排尿过程主要分为储尿期、排尿期和排尿后期三部分，本病可以影响整个排尿过程而出现症状。

1.储尿期症状。尿频、尿急、尿失禁、夜尿增多。尿频为早期症状，先为夜尿次数增加，但每次尿量不多。若伴有膀胱结石或感染，则尿频愈加明显，且伴有尿痛。当有下尿路梗阻时，大多数患者有尿急或急迫性尿失禁。

2.排尿期症状。主要是排尿困难。前列腺腺体越增大越重，则排尿困难症状越重。患者会出现排尿起始延缓、排尿时间延长、射程不远、尿线细而无力、小便分叉、有排尿不尽感觉，如病情进一步加重，可出现尿流中断现象。

3.排尿后症状。尿不尽、残余尿增多，甚至尿潴留。

4.其他症状。可能会出现血尿、泌尿系感染、膀胱结石、上腹部包块等情况，长期用力帮助排尿可能引起疝、痔和脱肛等。

为什么前列腺增生会对膀胱、输尿管、肾有影响

患者提问：

我有前列腺增生 2 年了，尿频尿滴沥越来越严重，会不会对膀胱、输尿管、肾有什么影响？

医生答疑：

前列腺、膀胱、输尿管在解剖结构上，它们属于毗邻关系，前列腺位于膀胱的下方，输尿管正好穿过前列腺中央沟的位置，所以三者在生理上也存在着紧密的联系。

正常前列腺的大小为 4cm×3cm×2cm，如果前列腺发生增生，会导致前列腺体积变大，轻者不会有任何影响，但体积增大严重，就会对上面的膀胱和中央沟位置的输尿管造成压迫，然而膀胱和输尿管都是参与人体排尿系统的重要器官，如果受到压迫，就会影响我们的排尿。最早会出现尿频的症状，夜间尤为明显；逐渐发展为排尿困难，表现为尿等待、尿滴沥、尿细、尿无力、尿不尽的感觉。久而久之就会形成梗阻，当梗阻加重到一定程度时，膀胱也会随之出现代谢失常，致使尿液不能完全排空，出现残余尿，最终发展为尿潴留，甚至更为严重的可能会有肾积水或者肾功能不全。当然长期排尿困难还会引起腹压增高，出现下腹部不适。

前列腺增生早期夜尿会增多吗

患者提问：

我今年 60 岁，最近总是半夜被尿憋醒，一晚上跑好几次厕所，到医院检查，说是患了前列腺增生，难道前列腺增生会导致夜尿增多吗？

医生答疑：

正常成年人每天夜里排尿最多 2 次，很多人夜里不排尿，这都是正常的。正常人在夜里的排尿量通常不超过 300 ～ 400 毫升，仅相当于全天总尿量的 1/3 或 1/4。如果夜间排尿量超过 300 ～ 400 毫升，就叫作夜尿多。许多老年人都会夜尿增多，一个晚上要去好几趟厕所，这可能是前列腺增生惹的祸。

为什么前列腺增大后，男性常会出现尿频、尿无力、憋尿的情况呢？我们先看下前列腺的位置，它正好位于膀胱"出口"的下面，像一个执勤的士兵一样守卫着膀胱。正常情况下，前列腺大小如一个尖头朝下的板栗一样，如果增生了，就会变成鸡蛋大小，继续膨胀时，还会长成鸭蛋、鹅蛋那么大，甚至更大。当前列腺增生到一定程度时，就会压迫到膀胱，所以男人才会频繁地去厕所。另外前列腺还包裹着一段尿道，小便时，尿道受到压迫就会出现排尿困难的现象。所以 50 岁以上患者如果出现尿频、尿急、尿等待、排尿困难，都应该考虑前列腺增生的可能性。

为什么前列腺增生会引起尿潴留

患者提问：

我去年被确诊为前列腺增生，最近听朋友说这个病会导致尿潴留，尿憋久了还会引起尿毒症，想想都觉得可怕，我想知道这些都是真的吗？为什么前列腺增生会引起尿潴留呢？

医生答疑：

尿潴留，是指膀胱内充满尿液而不能排出。前列腺增生开始出现早期梗阻，主要表现为尿频，夜尿 1 ~ 2 次。当夜尿次数达 4 ~ 5 次时，表明膀胱颈部梗阻程度日趋严重，患者不能排尽尿液，而出现膀胱残余尿，残余尿愈多，表明尿路梗阻程度愈重，从而就会出现尿潴留现象，应积极进行治疗。

老年男性应该熟悉的几个前列腺增生迹象，在上厕所的时候，注意观察。

1. 前列腺增生会导致人体的排尿"启动"慢，也就是说，健康的人去了厕所，能够很顺畅地尿出来。但患有前列腺增生的人，虽有尿意，身体却迟迟接收不到排尿信号，往往等到别人都尿完，自己才开始尿，而且尿细无力。

2. 50 岁之后频繁起夜，若在睡前没喝水的前提下还起夜 3 ~ 4 次，就应该考虑前列腺增生的情况了。

3. 尿潴留，尿液不能自主排出，大量尿液存留在膀胱内，膀胱容积可增至 3000 ~ 4000 毫升，伴有胀痛等症状，要及时到医院就诊。

对付尿潴留有什么偏方吗

患者提问：

我老公患前列腺增生好几年了，前几年还好，只是尿急、尿频、尿痛，最近发展成了尿潴留，因为尿潴留住过好几次院了。我看很多病都有偏方，那尿潴留有没有效果好的偏方呢？

医生答疑：

如果是前列腺增生引起的尿潴留，除了去医院进行专业的导尿引流，平时可尝试以下3个偏方。

1.葱白药熨法。取葱白250g，切碎，白酒喷炒，装入布袋。布袋可以稍微大一点，将布袋置于肚脐处，上面覆盖上厚布。用热水袋、水壶等热汤器具开始反复熨烫肚脐周围及小腹部，直到药力渗入为止。温度以身体能忍受而又不灼伤皮肤为度。葱白用的时候，需要把须毛去掉。《本草纲目》中说葱白有"发散通气之功"，它能治因膀胱气化失司引起的小便不利，以及寒凝腹痛等症。

2.豆豉法。用豆豉15g，黑山栀9g，研成细末，加上葱和盐一起捣烂成饼，贴在关元穴上。这个方法，可以令前列腺增生所引发的小便不畅症状得到缓解。有句老话说："人老肾气衰，屙尿打湿鞋。"很多老年人在出现小便无力时，只是觉得这是人体机能退化的表现，根本不会太上心，其实这种心理是不对的，一旦出现症状便应该去医院检查一下自己的前列腺。

3.艾灸法。将生姜切成片，然后将姜片放在关元与中极穴上，用底径为0.8厘米、高为1厘米大小的艾炷进行隔姜灸5壮，等到出现了灼痛的时候，要立即更换下一炷。之后，在会阴穴上放置同样的姜片，用底径为 0.5 厘米、高为 0.5 厘米大小的艾炷进行隔姜灸 5 壮。艾灸的方法为，隔日治疗一次，以一个月为一个疗程。一个疗程之后，需要休息两天再继续下一次，如果在灸治的过程当中出现了上火的情况，也应该暂停，休息两天之后再继续进行治疗。

为什么前列腺增生会导致尿失禁

患者提问：

我老伴前几年查出来患了前列腺增生，只要一犯病就容易尿不出来，就得到医院去插尿管导尿。但最近他开始尿失禁了，半夜尿床不说，白天时裤子上也老是湿乎乎的，搞得他都不敢出门了。我想问问，是前列腺增生引起的尿失禁吗？

医生答疑：

尿失禁，是由于膀胱括约肌损伤或神经功能障碍而丧失排尿自控能力，使尿液不由自主地流出，尿失禁与前列腺增生有着密切关系。

尿失禁是前列腺增生的症状，前列腺增生还有排尿困难的症状，表现特点为排尿缓慢、射尿无力、尿线滴沥、淋湿裤子鞋子，使患者不便直立排尿而取蹲位，进而至于分段排尿，即闭气用力排尿时，勉强能排出，稍一缓歇，尿流即中断。

尿失禁和前列腺增生虽然有很大的关系，但不是所有尿失禁都是前列腺增生引起的，有时候是别的疾病引起的，所以到医院系统检查至关重要。

为什么前列腺增生会导致慢性尿闭

患者提问：

　　我公公患前列腺增生有两三年了，一直有尿频、尿急、尿不尽的毛病，现在发展到尿不出来了，到医院一查说是由前列腺增生引起的慢性尿闭，这是什么原因呢？有没有办法治疗缓解？

医生答疑：

　　尿闭，顾名思义，就是尿的通道关闭，从而导致排尿困难。随着年龄的增长，许多老年男性的性激素平衡失调，使得后尿道黏膜下的中叶或倒叶的腺体结缔组织及平滑肌组织逐渐增生，而形成多发性球状结节，压迫尿道，使尿液流通受阻。开始时为夜间尿频，逐渐发展成白天小便次数亦多，尿流变细、流速缓慢无力。

　　随着前列腺进一步增生，尿道受到的阻力也进一步增加，排尿困难也进一步加重，严重就会产生尿潴留、慢性尿闭等现象。

　　尿闭急救有3个方法。

　　1. 按摩法。将双手掌心搓热，沿着肚脐至耻骨连接中点处（大约位于阴茎根部后方）的位置，按摩3~5分钟，力度逐渐加大，有促进小便排出的效果。

　　2. 热敷法。用热水袋热敷小腹5~10分钟，可以使处于强烈收缩状态的膀胱"出口"放松，促进尿液的排出。这种方法适合尿潴留时间较短，且膀胱充盈尚不严重的患者。

　　3. 葱白法。将大葱白500克捣烂成泥，分成两包，加入少许麝香末拌匀。先取一包放在神阙穴（肚脐的位置），在药包上放上热水袋热敷约 15 分钟后，换另一个药包，并将热水袋换成冰袋冷敷 15 分钟。如此冷热交替进行，可有效疏通小便。

前列腺增生有哪些并发症

患者提问：

我公公今年 66 岁，刚查出来患有前列腺增生，他听说前列腺增生有很多并发症，每天担心得睡不着觉。我想问问，前列腺增生到底会引起哪些并发症，我们好早做准备。

医生答疑：

前列腺增生带给男性的，不仅是尿频、尿急、排尿疼痛的苦恼，严重时还可能引发内分泌失调，使患者出现神经衰弱以及失眠多梦的异常表现，甚至引发各种并发症，严重影响患者的工作和生活。

1. 尿潴留和尿失禁。前列腺增生后压迫尿道，使得尿道变细，排尿困难，严重时就会引发尿潴留。过多的残余尿可使膀胱失去收缩能力，使得滞留在膀胱内的尿液逐渐增加。当膀胱过度膨胀时，尿液又会不自觉地从尿道口溢出，这就是充盈性尿失禁，必须紧急接受治疗。

2. 尿路感染。俗话常说，"流水不腐"，常流的水不发臭，不流动的水很容易滋生细菌发臭。人体内的尿液含有大量代谢终产物，如果因为前列腺增生导致尿潴留，膀胱内的残余尿液就好像一潭死水，一旦细菌滋生繁殖就会引起难以控制的尿路感染。

3. 膀胱结石。前列腺增生导致尿液潴留，尿液中的尿酸、草酸等物质就容易在膀胱内形成晶体，并逐渐聚集在一起，形成膀胱结石。此外，前列腺增生常导致尿路感染，形成一些细菌团块、脓块，这些细菌团块、脓块也会与尿酸、草酸等物质形成的这些晶体颗粒聚集起来，促使膀胱结石的形成。

4. 尿毒症。前列腺增生后会压迫尿道，使得尿道变细，排尿变得困难，这时膀胱需要用力收缩，才能克服阻力将尿液排出体外。久而久之，膀胱肌肉就会变得肥厚。如果膀胱的压力长期不能解除，残余在膀胱内的尿液逐步增加，膀胱肌肉就会缺血缺氧，变得没有张力，膀胱腔扩大，膀胱里的尿液可能会倒灌到输尿管、肾盂，引起肾积水，严重时会引发尿毒症。

5. 疝和痔。前列腺增生往往导致排尿困难，需要患者用力和憋气才能排尿。由于经常用力，肠子就会从腹部薄弱的地方突出来，形成疝（小肠气）。另外用力和憋气会使腹内压力升高，静脉回流受阻，直肠上下静脉丛淤血，从而引发痔疮。

前列腺肿大与前列腺增生是一回事吗

患者提问：

前列腺肿大与前列腺增生是一回事吗？

医生答疑：

许多人都将前列腺肿大与前列腺增生混为一谈，其实两者根本不是一回事。

前列腺肿大，不是病症，而是前列腺组织因为血液流量超过正常的情况导致的一种现象，也称前列腺充血。性生活过频、骑自行车过久、酗酒、前列腺按摩用力过大、感冒受凉都可能导致腺体充血。前列腺充血会形成非特异性炎症反应，并诱发前列腺炎。只要调整生活习惯，前列腺充血这种现象就能得到缓解。

前列腺增生，也称前列腺肥大，是后尿道黏膜下的中叶或侧叶的腺组织、结缔组织及平滑肌组织，形成混合性圆球状结节，两侧叶和中叶增生明显，突入膀胱或尿道内，压迫膀胱颈部或尿道，引起下尿路梗阻的一种病症。良性前列腺增生一般不需要治疗，但如果情况严重，则需要视情况接受药物或手术治疗。

前列腺增生患者还会得前列腺炎吗

患者提问：

一个人会不会同时得前列腺炎和前列腺增生？我已经被三甲医院诊断为慢性前列腺炎，但有时会尿流中断，所以我怀疑自己会不会又同时得了前列腺增生？

医生答疑：

一个人同时患上前列腺增生和前列腺炎，是完全有可能的。

前列腺炎，是一种以尿道刺激症状和慢性盆腔疼痛为主要临床表现的前列腺疾病。前列腺增生，是一种因增生前列腺阻塞尿路产生的梗阻性症状。如果前列腺炎迁延不愈，就可能使前列腺组织长期充血而导致腺组织增生肥大。而前列腺增生后压迫尿道，导致排尿困难，使尿潴留在膀胱内不能排出，久而久之尿液中的细菌滋生繁殖，就可能引发尿道感染，进而引发前列腺感染。

随着年龄的增大，患前列腺增生的居多，同时又会因为排尿不畅、尿液反流、理化刺激等造成前列腺炎，临床上前列腺增生并感染者比较常见。

前列腺增生会导致肾功能衰竭吗

患者提问：

　　我今年 50 岁，在公司今年的例行体检中查出患了前列腺增生，但我感觉也就是尿频、尿急了一点，也没什么太大的影响，就只是在药店买了一点儿治前列腺增生的药吃。但后来我听一个朋友说前列腺增生治不好会造成肾衰竭，这让我很担心，这是真的吗？

医生答疑：

　　人们之所以会惧怕前列腺增生，不仅是因为它导致的排尿困难给患者的工作和生活带来了巨大的困扰，还因为它会损害患者的肾功能，甚至可能导致肾功能衰竭。

　　前列腺增生压迫尿道，导致尿道变细，排尿变得困难，尿液潴留膀胱，使得膀胱颈部梗阻。但因为有膀胱、输尿管起缓冲作用，所以对肾脏的损害比较迟缓，但一旦肾脏受累，则多为双侧肾脏受损。

　　简单点说，就是当前列腺增生导致严重尿道梗阻时，因为膀胱代偿功能不全，膀胱内的残余尿不断增加，膀胱内的压力也逐渐增高，并向上传递到肾脏，使两侧肾脏内压增高，会引发双肾积水，损伤肾功能，从而导致慢性尿中毒。不过，前列腺增生症后期引起的尿中毒，与慢性肾炎引发的尿毒症不同：前列腺增生症后期引起的尿中毒是由于尿道严重梗阻而间接影响肾脏引起的，肾脏本身并无器质性病变，只要及时解除了尿道梗阻，肾脏仍可恢复泌尿功能。而肾炎导致的尿毒症，则是肾脏本身因肾炎病变而严重丧失功能，这种病变是不可逆的，患者只能通过透析治疗或肾移植才能维持生命。

前列腺增生有可能会癌变吗

患者提问：

　　刚过不惑之年，我就患上了前列腺增生，尿频、尿不尽的症状持续了一段时间，困扰着我的生活，后来去医院做了治疗，现在基本恢复了。我最近又听别人说前列腺增生有可能会变成前列腺癌，我好害怕。请问，我现在患有前列腺增生，以后会不会变成前列腺癌啊？

医生答疑：

　　很多人得了前列腺增生后，最关心的一个问题，就是前列腺增生会不会发展成前列腺癌。目前没有任何医学研究显示这两者有直接的因果关系，但前列腺增生和前列腺癌确实可以同时存在。

　　前列腺增生与前列腺癌是两种完全不同的病理进程。前列腺增生是一种男性的老化性病变，是前列腺的实质发生异常增殖所致。前列腺癌则是发生在前列腺的恶性皮性肿瘤。根据病理解剖发现，良性前列腺增生发生在围绕尿道周围的前列腺组织，而前列腺癌多见于前列腺的外周组织，这说明两者在发生机制上明显不同，两者之间一般不存在相互转化的情况。而且，目前也只有雄激素能促使病理性前列腺癌向临床前列腺癌转变的证据，并没有促使产生新的前列腺癌或良性前列腺增生向前列腺癌转化的证据。

　　不过，前列腺增生和前列腺癌的主要症状都是排尿困难，很容易发生误诊，尤其是当前列腺增生患者合并有前列腺癌时，更容易产生误诊与漏诊。因此，当老年男性出现排尿困难时，千万不能想当然地认为是前列腺增生，一定要到正规医院做专科检查，以排除前列腺癌。

女人也会得前列腺增生吗

患者提问：

我一直以为只有男人才会得前列腺增生，但最近听朋友说女人也会得前列腺增生，这是真的吗？

医生答疑：

女性前列腺，是指类似于前列腺结构的女性尿道周围腺体。这些腺体大多集中于女性尿道的后上方，大约92%的女性有这种组织，其中25%左右可能是真正的前列腺。它的功能是产生能使女性性欲增强的黏液、浆液性分泌物，女性前列腺在分泌这种液体时能产生不同于男性的一定快感。

临床病例证实，女性的尿道后部也有相当于男性前列腺的腺体。这些腺体在胚胎时期与男性的前列腺同源，同时也受内分泌的影响与控制。如果发生慢性炎症或结节性瘤样增生，导致膀胱颈部狭窄甚至梗阻，则会产生以排尿不适为主的一系列症状。临床上称之为"女性前列腺闭塞综合征"或"女性前列腺肥大""女性前列腺残迹增生"。

女性前列腺病的病因与女性前列腺的非特异性炎症、膀胱颈部纤维性缩窄、肌肉增生和神经支配失调等诸因素有关。由于这些因素都可导致膀胱颈部梗阻，因此患者可能会出现排尿困难、尿流缓慢变细、尿滴沥，甚至发生急、慢性尿潴留等典型症状，与男性前列腺增生的症状相似。膀胱颈部的梗阻，还容易合并泌尿道的感染，出现尿频、尿急、尿痛和血尿等症状，也可以同时存在阴道炎、阴道滴虫或者霉菌等病原微生物感染。

前列腺性闭塞综合征多发生于 40 岁以上的中老年妇女，病程一般都比较长。患者早期排尿不畅、尿线细、冲力不大，后逐渐出现尿急、尿频、尿痛、排尿困难或有尿道异物感，少数患者甚至还会出现血尿等症状，偶尔也会发生尿潴留，导致输尿管及肾积水，进而影响肾功能。大多数患者会出现顽固性尿路感染，对各种抗生素显示出耐药性。

第二节　前列腺增生的检查和治疗

前列腺增生要做哪些检查

患者提问：

我今年 50 岁，最近感觉尿频、尿急，但每次排尿又很费劲。老婆怀疑我得了前列腺增生，让我去医院检查。我想问问，前列腺增生一般需要做哪些检查？

医生答疑：

前列腺增生患者大多是老年男性，而老年男性常常伴有其他慢性疾病，因此在做前列腺增生检查时，医生往往会根据患者的全身情况，进行详细的体格检查和必要的理化检查，以避免出现漏诊或误诊的情况。

一般说来，与前列腺增生有关的主要检查有以下几个。

1. 外生殖器检查。医生会检查患者的外生殖器，看是否有外尿道外口狭窄或其他可能影响排尿的疾病，比如包茎、阴茎肿瘤等疾病。

2. 直肠指诊。前列腺指诊容易初步诊断前列腺增生。通过直肠指诊，检查患者的前列腺的界线、大小、质地，前列腺增生时，腺体可在长度或宽度上增大，或二者均有增大，边缘清楚，表面光滑，质地中等硬度而富有弹性，中央沟变浅、消失或隆起。如果发现前列腺上有可疑硬结，就需要做穿刺活检，以排除前列腺癌的可能。直肠指诊前必须排空尿液。

3. 尿常规。通过尿常规检查，来确定患者是否有血尿、蛋白尿、脓尿及尿糖等症状。

4. B超检查。B超检查分为经腹B超和经直肠B超两种形式，用来观察前列腺的大小、形态及结构，有无异常回声、突入膀胱的程度，以及残余尿量。经直肠B超检查能较准确进一步判断尿道的变形、移位，了解下尿路梗阻的动态变化，也可以了解治疗后的状态，但对设备的要求也比较高，因此比较常用的还是经腹超声检查，但观察腺体内部结构不如经直肠B超检查。

5. 残余尿测定。由于膀胱逼尿肌可通过代偿的方式克服增加的尿道阻力，将膀胱内尿液排空，因此前列腺增生早期无残余尿也不能排除下尿路梗阻的存在。只要残余尿量达50～60毫升，就表示膀胱逼尿肌处于早期失代偿状态。一般说来，排尿后导尿测定残余尿较准确，用经腹B超测定残余尿的方法虽然简便无痛苦，但残余尿量较少时则测量不够准确。

6. 尿流动力学检查。尿流动力学检查，是依据流体力学和电生理学的基本原理和方法，检测尿路各部压力、流率及生物电活动，从而了解尿路排送尿液的功能和机制，以及排尿功能障碍性疾病的病理生理学变化的一种检查，包括尿率图、尿道压力图、注入及排空膀胱的容积压力图和肌电图四项，其中最大尿流率、平均尿流率、排尿时间及尿量意义较大。

7. 泌尿系造影。前列腺增生时，通过泌尿系造影，会发现膀胱底、静脉尿路、输尿管等位置出现相应形态及位置改变，若有肾和输尿管积水也明显可见。

如何诊断前列腺增生

患者提问：

我好几个朋友都得了前列腺增生，因此我特别担心自己也得这个病，我想问问，怎么判断自己有没有这个病呢？

医生答疑：

前列腺增生可分为临床前期和临床期。在临床前期，随着病程发展，出现前列腺和膀胱间复杂的相互作用所引起的梗阻症状。而进入临床期，症状出现的早晚和轻重因人而异，与前列腺增生大小常无明确关系，与增生的部位有关，如中叶增生则易较早出现梗阻，劳累、受凉、饮酒及进食刺激性食物等因素也会加重梗阻。

前列腺增生的典型症状是：尿急、尿频夜间尤为显著；排尿困难、延迟，尿不尽、尿等待，甚至尿潴留、尿失禁；伴有感染者可能出现尿痛、血尿等。

因此，一旦中年以上的男性有上述症状，应立即去医院检查，其中前列腺直肠指诊是最重要的一项常规检查，有助于确诊病情，一般Ⅰ度如鸡蛋大小，Ⅱ度如鸭蛋大小，Ⅲ度如鹅蛋大小，表面光滑，质韧，中央沟表浅或消失，单纯性增大。此外，B超、影像也有助于诊断病情。不过，由于前列腺增生症状具有多样性，需要进行综合性评估，才能对治疗前后的疗效进行有效分析，因此向大家推广一种症状评估方法，即国际前列腺症状评分（IPSS），如表3-1。

表 3-1 国际前列腺症状评分（IPSS）

过去的一个月您有以下症状	没有	少于1/5	少于半数	大约半数	多于半数	几乎每次	评分
是否经常有尿不尽的感觉							
两次排尿间隔是否短于两小时							
是否有间断性排尿							
是否经常憋尿困难							
是否经常有尿线变细现象							
是否经常需要用力才能排尿							
	没有	一次	二次	三次	四次	五次及以上	

该评分系统由与泌尿系症状相关的 7 个问题组成，根据其严重程度的加剧，每个问题用 0 ~ 5 分表示其严重程度。该评分系统还包括一个生活质量问卷表，前列腺症状评分表按严重程度分级，0 ~ 7 分为轻度，8 ~ 19 分为中度，20 ~ 35 分为重度。

为什么前列腺增生要做残余尿测定

患者提问：

我到医院检查自己有没有前列腺增生，医生给我开了一堆检查项目，我看其中有一项叫残余尿测定，尿液与前列腺有什么关系呢？

医生答疑：

前列腺增生的一个典型症状，就是排尿困难，导致尿液被迫在膀胱内潴留。随着梗阻加重，膀胱内的尿液在每次排尿时不能完全排空，残留在膀胱内，这些残留在膀胱内的尿称为"残余尿"。残余尿的出现及尿量，也反映了膀胱排尿功能的障碍，因此在诊断和治疗前列腺增生的过程中，残余尿测定是一项必不可少的步骤。

残余尿测定的方法有三种：经腹 B 超测定法、导尿法和静脉尿路造影法。

1. 经腹 B 超测定法。经腹 B 超测定法因为简单无痛苦，也不会引起尿路感染，是运用得最多的一种方法，特别适合在治疗过程中需要反复测定残余尿量的患者。但这种测定方法也有缺点，就是测定结果不够精确。

2. 导尿法。导尿法，就是让患者排空尿液，然后将导尿管插入患者尿道来引流尿液，测定残余尿量。这种测定方法虽然准确可靠，但由于插导尿管会给患者造成不适感，而且可能会引发尿路感染，因此不易被患者接受。

3. 静脉尿路造影法。静脉尿路造影法，是通过静脉注射造影剂，使肾、输尿管和膀胱显影而达到诊断目的的一种检查方式，是泌尿外科常用的一种检查方法，具有痛苦小、诊断效率高的特点。测定残余尿时，需要通过静脉尿路造影法，在患者膀胱充盈期和排尿后各摄一张造影，以观察残余尿量，但因为造影剂比重与尿液比重差异较大，混合不匀易造成假象，导致此法不能定量，因此实用价值并不大。

残余尿测定，可分四个数段来测定尿路梗阻程度：0 ~ 10 毫升；10 ~ 50 毫升；50 ~ 150 毫升；150 毫升以上。只要残余尿量超过 50 毫升，就表示有梗阻存在，应选择恰当的治疗方法积极治疗。

当残余尿量达到 60 毫升时，就说明膀胱逼尿肌已处于失代偿状态，是目前手术治疗的一项指征。但如果前列腺增生患者经过药物治疗后症状好转，再次做残余尿测定较前有减轻，说明尿路梗阻是可逆的，就不一定非要手术治疗。

哪些前列腺增生患者要做尿流动力学检查

患者提问：

为什么前列腺增生患者要做尿流动力学检查呢？是所有的患者都要做这个检查吗？

医生答疑：

尿流动力学检查，能直观、量化反映尿路的功能，对诊断前列腺增生有很大的意义。

一般说来，有以下症状的患者，都需要做尿流动力学检查。

1. 良性前列腺增生症。通过尿流动力学检查，来确定前列腺是否引起了尿道口梗阻。

2. 尿失禁。通过尿流动力学检查，来区分尿失禁类型及制订治疗方案。

3. 神经源性膀胱、膀胱过度活动症。通过尿流动力学检查，来察看逼尿肌反射亢进或逼尿肌无反射及尿道括约肌功能是否异常。

4. 前列腺炎和间质性膀胱炎。通过尿流动力学检查，对下尿路贮尿、排尿功能、尿道外括约肌功能、逼尿肌收缩能力及下尿路梗阻做出准确判断。

需要注意的是，做完尿流动力学检查，患者排尿时往往会有短暂性的疼痛或轻微的血尿，因此一定要多喝水，避免发炎。

前列腺增生患者需要做尿道膀胱镜检查吗

患者提问：

我得了前列腺增生，一定要做尿道膀胱镜检查吗？为什么？

医生答疑：

尿道膀胱镜是内窥镜的一种，用于观察前列腺尿道和膀胱内情况，但有一定的风险性。

尿道膀胱镜是一种金属器械，而人体膀胱和尿道黏膜血管丰富且较娇嫩，因此在插入时稍有不慎，就可能引起损伤及出血。即使是有经验的医师进行检查，也可能有轻微并发症。尤其是当前列腺严重增生时，尿道膀胱镜检查往往会损伤前列腺表面的血管，导致尿道出血。

因此，在前列腺增生的诊断步骤中，尿道膀胱镜并不是必做的一项常规检查。但如果前列腺增生患者有血尿的症状，特别是出现无症状性血尿时，最好做一个尿道膀胱镜检查。当前列腺增生患者有下尿路梗阻症状，但直肠指诊时却没有发现前列腺增大，也必须进行尿道膀胱镜检查，以观察前列腺是否向膀胱腔内生长。

不适宜做尿道膀胱镜检查的人群：

1. 如果患者处于尿道、膀胱急性炎症期，则不宜进行尿道膀胱镜检查，以免导致炎症扩散，而且膀胱的急性炎症充血，也会使得病变位置分辨不清。

2. 如果患者膀胱容量过小，在60毫升以下者，说明病变严重，也不适合进行尿道膀胱镜检查，以免膀胱破裂。

3. 如果患者有包茎、尿道狭窄、尿道内结石嵌顿等症状，就会导致膀胱镜无法插入尿道和膀胱，因此也不宜进行尿道膀胱镜检查。

4. 如果患者有骨关节畸形，不能采取截石体位者，也不宜进行尿道膀胱镜检查。

5. 如果患者肾功能严重减退，而且有尿毒症征象、高血压，且心脏功能不佳，也不宜进行尿道膀胱镜检查。

前列腺增生都需要治疗吗

患者提问：

我听说前列腺增生是老年男性的常见病，这个病严重吗，需要治疗吗？如果需要治疗，该怎么治疗呢？

医生答疑：

前列腺增生是老年男性常见疾病之一，是前列腺的一种良性病变，发病原因与人体内雄激素和雌激素的平衡失调有关。如果在体检中查出有前列腺增生，但患者没有明显的梗阻症状，也没有残余尿液，就只需要随访观察，定期检查。

但如果有明显的梗阻症状，而且症状已经影响排尿和正常生活，就必须积极接受治疗，以免引发急性尿潴留、膀胱结石、血尿、肾功能损害等严重后果。

前列腺增生的药物疗法，5-α还原酶抑制剂、α-肾上腺素受体阻断剂、抗雄性激素等药物适用于轻中度患者缓解病情。严重者需手术治疗，远期疗效较好。非手术治疗如激光、微波、射频、消融、支架等新技术也不断涌现。中医辨证施治也有一定效果。

前列腺增生伴囊肿需要治疗吗

患者提问：

医生，我父亲今年 63 岁，体检的时候发现有前列腺增生伴前列腺囊肿，并不是很大，也没有什么症状表现，需要治疗吗？

医生回答：

前列腺内有 15 ~ 30 个腺管，30 ~ 50 个腺泡叶。前列腺囊肿是由于前列腺的腺泡内因为某种因素导致其充满液体的现象。前列腺囊肿分为先天和后天两种，先天性囊肿是由于副肾管没有完全退化的原因，导致在膀胱下面形成了囊肿，大部分的先天性囊肿发生在前列腺尿道的后方开口处；而后天性囊肿是由于炎症或者寄生虫引起的结缔组织增生，从而导致前列腺管狭窄，久而久之就诱发了前列腺囊肿。

前列腺增生伴囊肿，如果没有出现排尿困难、射精困难、反复泌尿系感染、膀胱结石、血尿或血精等症状，即使有前列腺囊肿也不需要特殊治疗。但如果伴有尿频、尿急、会阴区憋闷不适、阴囊潮湿、性功能障碍等症状的患者，就需要及时就医。

前列腺增生引起尿潴留该怎么办

患者提问：

我今年60岁了，患前列腺增生好几年了，前面几年都没什么事，但最近排尿遇到了点儿问题，总是感觉膀胱里有尿却尿不出来，或是只尿出来一点儿，这样会不会引发尿潴留？如果引发了尿潴留，我该怎么办呢？

医生答疑：

当前列腺增生患者出现急性尿潴留时，一定要及时去医院引流尿液，即让医生置入导尿管进行引流，如果置入导尿管失败，则应进行耻骨上膀胱造瘘。一般需要留置导尿管3～7天，这时患者需要同时服用 α 受体阻滞剂，可提高拔管成功率。拔管成功后，患者还要继续接受前列腺增生的药物治疗。如果患者在拔管后再次发生尿潴留，则需要择期接受手术治疗。

当前列腺增生患者出现慢性尿潴留时，因为长期膀胱出口梗阻、慢性尿潴留，可能导致输尿管扩张、肾积水及肾功能损害。如果患者的肾功能正常，就可以进行手术治疗；但如果患者的肾功能不全，则应先置入导尿管引流尿液，等到肾功能恢复到正常或接近正常，病情平稳的时候再进行手术治疗。

哪些前列腺增生患者需要手术治疗

患者提问：

　　我看有些前列腺增生患者需要手术，有些则不需要，我搞不明白：到底哪些前列腺增生患者需要手术治疗呢？

医生答疑：

　　首先，我要纠正人们对前列腺增生的一个误解：不是所有的前列腺增生患者都要接受治疗，即使需要接受治疗，也不一定要手术治疗。不过，如果患者有以下几种情况，则需要考虑手术治疗。

　　1.前列腺腺体持续增大。如果患者有下尿路梗阻症状，在做 B 超检查时发现前列腺的体积持续增大，尿流动力学检查已明显改变，排尿后膀胱内的剩余尿量逐渐增加并超过 60 毫升，并反复多次出现尿潴留，就要考虑进行前列腺增生手术治疗。

　　2.影响睡眠和生活质量。如果患者在服用一段时间的药物后，发现排尿困难的症状不仅没有减轻，反而逐渐加重，排尿次数继续增多、排尿时间延迟、尿线越来越细、射程越来越短，尤其是夜间排尿次数增多，不稳定膀胱症状严重，严重影响睡眠和生活质量时，也可以考虑进行手术治疗。

　　3.出现增生并发症。如果患者出现血尿、膀胱结石、膀胱肿瘤、尿路感染、膀胱憩室、肾功能衰竭等并发症，尤其是多次发作急性尿潴留、尿路感染、肉眼血尿，一定要进行手术治疗。

　　如果患者合并腹股沟疝、严重的痔疮或脱肛，临床判断不解除下尿路梗阻难以达到治疗效果者，就要进行手术治疗。

对有长期尿路梗阻、肾功能已有明显损害、严重尿路感染或已发生急性尿潴留的患者，应先留置导尿管解除梗阻，等感染得到控制、肾功能恢复后，才能进行手术。如果患者插入导尿管困难或插管时间长引起尿道炎，可改行耻骨上膀胱穿刺造瘘手术。

艾灸能治疗前列腺增生吗

患者提问：

我爸今年已经72岁了，半年前，他起夜就开始变得频繁，先是一晚上去三四趟厕所，那时还没有太注意，想着人老了尿频是正常现象。后来次数慢慢增加，最多的时候10次，每次都要在厕所站上半天才尿得出来，最让我爸受不了的，是他每次上完厕所，未净的尿液都会滴到裤子上。我带他到医院检查，发现他是患了前列腺增生。医生给开了一些药，吃了不太起作用，后来医生建议开刀，但我妈不同意，说年纪一大把了，开刀伤元气。我听一个朋友说艾灸对这个病有帮助，这是真的吗？

医生答疑：

男人在慢慢步入老年的时候，很多人都会遭受前列腺增生的困扰。据报道，老年男性前列腺增生症，50岁以上的国内发病率约为50%，欧美国家高达75%。大家先别被这个数据吓到，因为前列腺增生，是随着男人年龄的增长，自然发生的退化行为。既然是自然发生的退化行为，那要想治愈也是非常困难的，只能通过药物或物理疗法来缓解，艾灸就是一个很好的物理疗法。

在这里，我为大家介绍一个简单的治疗前列腺增生的艾灸方法，患者自己在家就可以操作，具体方法是：将生姜切片，将姜片放在关元与中极穴上，用底径为0.8厘米、高为1.0厘米大小的艾炷进行隔姜灸

5 壮，患者觉有灼痛时立即更换下一炷；然后在至阴穴上放置姜片，用底径为 0.5 厘米、高为 0.5 厘米大小的艾炷进行隔姜灸 5 壮。隔日艾灸 1 次，1 个月为 1 个疗程。2 个疗程之间需要间隔 2 天，如果艾灸时出现上火情况，要间隔 2 天再灸。

关元穴在下腹部，肚脐直下 3 寸。3 寸的取法并不是要用尺子量，而是用自己的手量，将拇指之外的四指并拢，小指所在的部位即是关元穴。中极穴在肚脐直下 4 寸，也就是五指并拢的位置。至阴穴在脚的小趾末节外侧，距趾甲角 0.1 寸。

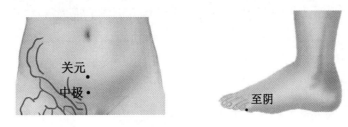

前列腺增生的艾灸图示

如何把残余尿排干净

患者提问：

我今年 59 岁，最近几个月每天早上三四点就会被尿憋醒，排尿刚开始很顺畅，但每次尿到最后，总觉得还有尿没尿干净，深呼吸一下就又能尿出来，要是不尿出来，总感觉膀胱酸胀。我去医院做了检查，说是前列腺增生，残余尿 45 毫升，我该怎么办呢？

医生答疑：

前列腺增生患者都有这个问题。正常情况下，男性排尿完后膀胱应该是空的，如果膀胱有残余的尿液，而且残余尿过多，就容易引发尿路感染。而如果男性患有前列腺增生伴有炎症，而且前列腺炎反复发作，炎症部位就容易水肿增大，形成对前列腺后尿道部的阻塞，进而导致尿残留的发生。

减少残余尿，患者可以在排完尿后，用手指挤压一下在阴囊与肛门之间的会阴部位，并经常做一做提肛运动，增强会阴部肌肉和尿道肌肉的收缩力，可以促使残余尿尽快排出。

前列腺增生的促排尿方法有哪些

患者提问：

我患前列腺增生好几年了，最近发现排尿特别困难，总是要去医院导尿，觉得特别折腾人，有没有什么促进排尿的好方法呢？

医生答疑：

如果前列腺增生患者因为急性尿潴留或膀胱充盈过度，影响了膀胱肌肉的收缩或收缩乏力，从而导致排尿困难，这时可采取以下几种方法来促进排尿。

1. 敷脐法。（1）选用独头蒜1个，栀子3枚，盐少许，将蒜和栀子捣烂，加入盐拌匀，敷在肚脐处，盖上纱布，以胶布固定，直到尿出来为止。（2）选用葱白500g，麝香少许，将葱白捣烂，加入麝香拌匀，分成两份装入纱布，在肚脐处放一包，用热水袋热敷15分钟，然后换上另一包，用冰袋冷敷15分钟，如此热敷、冷敷交替，直到尿出来为止。（3）选用食盐250g，吴茱萸250g，一起放入炒锅炒热，装入布袋中，敷在肚脐处，凉了就炒热再敷。（4）选用田螺肉10只，盐100g，一起放入锅中炒至出青烟，装入布袋中，敷在肚脐处。

2. 取嚏或探吐法。选用消毒棉签几只，刺激鼻腔或喉咙；或是用皂角末 0.3～0.6g 吹入鼻中，使打喷嚏或呕吐，能够开肺气，举中气，从而疏通下焦之气，通利小便。

3. 熏洗法。选用瓜蒌 50～90g，加水煎煮，用热汤熏洗患处 30 分钟，可促进排尿。

4. 坐浴法。选用大黄、毛冬青、忍冬藤各 20g，红花 12g，吴茱萸、泽兰各 15g，加水煎煮，放温后坐浴，早晚各 1 次，每次 15～20 分钟。

5. 按摩法。按顺时针按摩小腹 7～8 分钟；再按揉中极、关元、气海 3 个穴位各 1～2 分钟；然后按揉肾俞、志室、三焦、水道 4 个穴位，每个穴位 1 分钟；然后揉腰眼、擦腰骶部，以有热感为度。注意手法要轻柔缓和，但力度要深沉，动作要有节奏。

第三节 前列腺增生的预防和调养

为什么预防前列腺增生要从 40 岁开始

患者提问：

我好几个朋友一过 50 岁就查出前列腺增生，平时听他们说这个病要早做预防，最好从 40 岁开始就注意预防，这是真的吗？

医生答疑：

前列腺增生是一种退化性疾病，随着年纪的增长，增生的部分会越来越大，可见年龄是前列腺增生发病的一个基本条件。对于男人来说，

40岁是一个重要的转折时期。《素问·阴阳应象大论》中就曾说道："年四十，而阴气自半也，起居衰矣。"意思是说，人到了40岁左右，肾中的精气就衰减一半了，人就逐渐步入衰老期。这里的"阴气"，指的是肾气，中医认为肾气为一身之气的根本，司掌人体的生长发育，肾气一衰减，人体的各组织器官的功能就开始下降，"发堕齿槁""面焦（憔）"等衰老现象也就随之而来。

现代医学研究显示，男性到了40岁以后，虽然前列腺平滑肌和腺泡成分在前列腺中所占的比例并没有明显的变化，但上皮和间质成分受年龄的影响较大——随年龄的继续增加，上皮含量减少，而间质细胞成分则增加，间质细胞的增生速度明显高于上皮增生。

可以说，男性40岁以后，前列腺组织中间质细胞比上皮组织更活跃，而在发生前列腺增生时，主要表现为间质细胞的增生。因此，男性一到了40岁，就应该积极地预防前列腺增生及其他前列腺疾病。

前列腺增生患者如何做好日常保健

患者提问：

我老伴年初查出得了前列腺增生，动不动就尿急、尿频、尿痛，还总是喊小肚子痛，感觉症状越来越重，吃了很多药也没什么太大的效果，我想问问这个病有没有什么日常保健的方法呢？

医生答疑：

前列腺增生是中老年男性常见疾病之一，对患者的日常工作和生活有很大的影响，那么患者除了积极接受治疗，应该如何做好日常保健呢？

其实很简单，患者只要做好以下几个保健工作就行了。

1.调节饮食。中老年男性因为阴气渐衰，饮食贵在清淡而富有营养，不要过食肥甘刺激之物，这样既可充养精气供脑力之需，又可避免发胖。

2.适量饮水。白天时，患者要多补充水分，因为饮水过少不但会引起脱水，不利于排尿对尿路的冲洗，还容易导致尿液浓缩而形成不溶石。但到了夜间，患者则要适当减少饮水，以免睡后膀胱过度充盈。患者每天所饮用的水量要控制在1500～2000毫升，尽量喝白开水，少喝咖啡、茶、果汁等饮料。

3.不过度饮酒。过度饮酒可使前列腺及膀胱颈充血水肿而诱发尿潴留。

4.不要憋尿。患者要做到有尿就排，千万不要憋尿。憋尿会造成膀胱过度充盈，使膀胱逼尿肌张力减弱，排尿发生困难，容易诱发急性尿潴留。

5.注意防寒。前列腺增生患者大多是老年男性，体质相对较弱，因此在秋冬季节时要特别注意防寒防风，以免感冒，因为一旦感冒就会加重前列腺增生患者的排尿困难，甚至引发急性尿潴留，延缓前列腺增生的治疗周期。

6.避免久坐。经常久坐会使会阴部充血，引起排尿困难。

7.避免过劳。过度劳累会耗伤中气，中气不足会造成排尿无力，容易引起尿潴留。

8.注意保持心情舒畅，积极参加有益于身心健康的体育活动。

前列腺增生患者在饮食上要注意什么

患者提问：

我公公最近查出来得了前列腺增生，这个病在饮食上有什么要注意的吗？哪些东西能吃，哪些东西不能吃呢？

医生答疑：

在饮食上，前列腺增生患者要注意以下几点：

1. 多吃新鲜水果、蔬菜、粗粮及大豆制品，尤其要多食用蜂蜜，以保持大便通畅，预防便秘，但血糖高者慎用。

2. 多食用栗子、干贝、草莓、胡桃等食物，能缓解尿频、夜间尿失禁等症。

3. 注意补充具有补肾助阳和利尿作用的食物，如狗肉、鹿肉、羊肉、虾、冬瓜、赤豆、银耳等食物。

4. 平常可以煮绿豆粥，放凉后任意食用，对膀胱有热、排尿涩痛的患者尤为适用。

5. 限制高脂肪饮食，以避免诱发老年患者的心血管疾病。

6. 忌烟酒、辛辣、酸、凉等刺激性食物，能有效减少前列腺的充血与肿胀，有助于排尿通畅。

7. 国外有"苹果"疗法之说。苹果有丰富的微量元素，有助于延缓前列腺增生。

8. 在传统医学的偏方验方中，有每天一把南瓜子（约50g）对前列腺有益的说法。现代医学表明南瓜子中锌含量较多，对前列腺疾病有一定疗效。

前列腺增生的日常食疗方有哪些

患者提问：

前列腺增生这个病可以食疗吗？如果可以，那这个病的日常食疗方都有哪些呢？

医生答疑：

中医历来对饮食在疾病的发生、发展、康复过程中所起的作用非常重视。对于前列腺增生患者来说，在服用药物治疗的同时，也可以尝试以下几款食疗方。

1. 黄酒糯米饼。材料：黄酒、糯米粉适量。做法：糯米粉用温水和成面团，按常法烙饼，临睡之前以黄酒送服，连吃数日。功效：补中益气。主治前列腺增生、尿频。

2. 葵菜葱白粥。材料：葵菜 500g，葱白 1 把（去须，切细），粳米 100g，浓豉汁适量。做法：葵菜择其叶及嫩心，切细，加水煮 5～10 分钟，取其浓汁，然后下米及葱白煮熟，加入少许浓豉汁为粥。每天空腹食用，3 次分食。功效：温肾祛湿。

3. 烧田螺。原料：田螺 500g，黄酒，姜，葱，酱油。做法：将田螺洗净，剪去尾尖，加姜、葱，用素油煸炒，加黄酒、盐、酱油少许，糖适量，烧熟食用。功效：清利湿热，利水利尿。可用于前列腺增生、小便灼热不畅的治疗。

4. 白茅根饮。原料：白茅根 50g。做法：白茅根洗净，切成小段，置锅中，加清水 500 毫升，急火煮沸 20 分钟，加白糖，分次饮用。功效：清热利湿通淋。可以用来治疗前列腺增生、会阴胀痛等症。

5. 凉拌猪肾。原料：猪肾 1 只，白醋 20g，葱、姜适量。做法：将猪肾清洗干净之后剖开，切成小片，在沸水中浸泡 10 分钟，去掉浮沫，再用沸水煮开 1 分钟，调入白醋 20g，再加入适量葱、姜，拌匀即食。功效：温肾利尿。尤其适合怕冷肢寒者食用。

为什么前列腺增生患者不宜补肾壮阳

患者提问：

我今年 50 岁，最近发现开始有尿频、尿急、尿不尽的问题，我以为是年纪大了肾虚，就买了一些补肾的保健品来吃，没想到感觉更不舒服了。跑去医院检查，医生说我是前列腺增生，可以适当补肾，但吃太多就补过头了，反而不好，这是为什么呢？

医生答疑：

许多前列腺增生患者都认为排尿困难是因为肾虚，于是开始摄入补肾的食物和药物，殊不知虽然前列腺增生确实与人体的肾气衰减有关，但想靠补肾来缓解前列腺增生症状，反而可能起反效果。

人体的任何组织器官，对于各种内外因素，都有一定的耐受能力。一旦超出了人体组织器官的耐受范围，人体就会出现各种不适，或者出现相应的病变。医学研究发现，男性体内都含有一定的雄性激素，这些雄性激素能够对前列腺的毛细血管和性神经组织形成一定的刺激，进而实现前列腺的充血和前列腺内部性神经的兴奋，起到改善性生活质量的作用。随着年龄的增长，前列腺的功能开始退化，甚至出现增生的问题，对这些雄性激素的耐受范围也逐渐缩小，人体内的雄性激素分泌也因此减少。如果这时用药物补肾壮阳，很容易造成体内雄性激素过剩，进而超出前列腺对雄性激素的耐受范围，形成对前列腺的过度刺激，引发前列腺毛细血管的过度充血和性神经的过度兴奋，造成前列腺毛细血管和性神经的损伤。

前列腺增生患者如何适量饮水

患者提问：

我今年 55 岁，最近查出来患有前列腺增生，医生说要多喝水，但又没说每天喝多少，到底前列腺增生患者该如何适量饮水呢？

医生答疑：

前列腺增生患者大多有排尿困难的问题，因此需要多喝水，促进排尿，通过尿液来充分冲洗尿道，这样不仅有利于前列腺分泌物的排出，还可预防尿道的感染。

但到了秋冬季节，受寒冷的刺激，增大的前列腺腺体会压迫尿道，引起排尿阻力的增加，使膀胱逼尿肌需要过度收缩才能完成排尿过程。而膀胱三角区为膀胱最敏感的区域，少量的尿液就能刺激三角区，使人产生尿意。因此许多前列腺增生患者开始有明显的尿频、尿急症状，就会不自觉地控制喝水，以为这样可以减少排尿次数，但这样却可能引起脱水，也不利于排尿对尿路的冲洗，还会导致尿液浓缩而形成结石。

那么，前列腺增生患者如何饮水才算是适量呢？

一般说来，前列腺增生患者每人每天补充的饮水量不能少于1500 毫升，且喝水以白开水为主。每天早上起床洗漱后，前列腺增生患者应快速喝一杯 20 ~ 25℃的白开水，用于清洗肠胃，利尿通便。上午时前列腺增生患者可以泡一杯绿茶，因为绿茶含有植物雌激素，对缓解前列腺增生很有帮助。前列腺增生患者晚饭后要少喝些水，不要饮茶和咖啡，最好能走动走动，以便将喝进去的水尽快排出来，还能减少睡眠时心脏和肾脏的负担。如果前列腺增生患者认为自己是因为饮水过多导致的排尿频繁，可以在医生的指导下记录几天的排尿日志：连续记录自己5～7天的排尿次数、排尿时间、每次尿量、伴随排尿症状、饮水量的情况，这有助于了解患者昼夜排尿次数分布、鉴别夜间多尿和饮水过量，特别是对以夜间排尿次数多为主要症状的患者很有诊断参考价值。

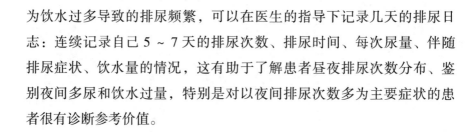

第四节　前列腺增生对性的影响

性生活史与前列腺增生有什么关系

患者提问：

最近一个月来，我发现自己每天晚上都要被尿憋醒，一晚上跑好几趟厕所，但每次排尿又很费劲，到医院检查说是得了前列腺增生，知道的朋友都笑话我是性生活太多了，难道性生活史与前列腺增生还有关系吗？

医生答疑：

许多前列腺增生患者都有一个疑问：前列腺作为人体内最大的一个附属性腺，其所分泌的前列腺液又是精液的重要组成部分，那么前列腺增生是不是和不当的性生活有什么关系？

这种猜测是对的，前列腺增生确实与患者的性生活史有一定的关系。有医学专家在对一些前列腺癌患者的性生活史进行调查研究后，发现这些患者都有一个特点：他们都是在较小的年龄就有性生活，而且有多个性伙伴或性生活频率较高，还有性病史。

大量的医学试验也证实了：人体内高水平的雄激素或雌激素，都能导致前列腺组织发生良性增生。已婚男性和鳏夫发生良性前列腺增生症的危险性，之所以会比未婚者的危险性相对较低，主要就是因为他们有规律的性生活，能够定期排泄出雄激素，避免了体内过高水平雄激素的沉积。

有学者做过长期观察统计，在青年时期性生活每周 2 次左右，中年时期每周 1 次左右，50 岁以后每半月或一个月左右 1 次的男性，前列腺增生的发病率明显比较低，其增生程度亦轻。可见，规律的性生活是预防前列腺增生的一种有效手段。

前列腺增生会影响性生活吗

患者提问：

我今年 53 岁，前不久单位体检时发现自己患有前列腺增生，听人说这个病会影响性生活，这是真的吗？

医生答疑：

前列腺增生可引发暂时性的性欲亢进，尤其是在前列腺增生开始阶段，患者可能会出现与年纪不相符的性欲增强，或者是一贯性欲正常，却忽然变得强烈起来。这是由于前列腺组织增生，使前列腺功能失调，反馈性地引发睾丸功能一时性增强所致，而性生活本身会使前列腺长时间处于充血状态，引发和加剧前列腺增生。

但绝对禁欲也不益于前列腺疾病的康复，因为一个性发育正常的男性，避免不了时常有性冲动发生。性冲动时虽然没能排出精液，但生殖系统仍会有相关腺体的分泌增多、血管扩张充血等生理变化，前列腺即是有关的腺体之一。所以，在这样的性冲动之下，前列腺产生的内分泌增多和充血得不到宣泄，久而久之就可能促进前列腺增生。

因此，前列腺增生患者还是应该在医生的指导下，根据年龄、增生程度、具体状态等因素来规划自己的性生活。症状轻者，性生活可根据自身的情况而定，一般1周1次、2周1次或1月1次性生活。性生活时间不宜过长，更不要忍精不射。比如，年龄在60岁左右，前列腺增生不严重、无小便不畅等症状，身体条件和性功能又好的中老年患者，可以进行性生活，以每个月1次较好。症状重者，尿急尿痛，或伴有高血压、心脏病等，则要控制性生活，病情稳定后再恢复性生活。比如，年龄在60岁以上，前列腺增生严重，有小便费力或性生活后发生尿潴留，吃药很难控制的中老年患者，则不宜过性生活。

患者在使用雌性激素药物治疗前列腺增生期间，因雌激素会引起性功能低下，患者要有心理准备。

做前列腺增生手术后会影响性功能吗

患者提问：

最近我好几个朋友都做了前列腺增生手术，听他们说做了手术后就没有性生活了，难道前列腺增生手术会影响性功能吗？

医生答疑：

许多前列腺增生症状严重的患者，会选择通过经尿道前列腺电切术等手术切除前列腺增大的组织部分。但许多患者尤其是老年患者发现，虽然手术解决了他们排尿困难的问题，却也导致了他们的性功能较手术前有所下降，这是为什么呢？

这种情况确实可能存在，这往往是因为做经尿道前列腺电切术时，需要使用带电的手术刀在尿道内切除前列腺组织。当医生用电刀一片一片地切除前列腺增生的组织时，电刀产生的电流和高热会有一定的传导距离，但如果电刀与紧贴前列腺两侧的性神经距离比较近，这些控制阴茎勃起的神经纤维就可能受到严重的损伤，导致患者在手术后出现阳痿等性功能障碍，但这种情况发生率仅为 5% ~ 10%。

此外，做经尿道前列腺电切术还会影响射精功能，许多患者在接受经尿道前列腺电切术后有逆向射精的现象，但这通常对性快感和性高潮没有影响。不过，因为做经尿道前列腺电切术的患者大多是 60 岁以上的男性，基本没有生育的需求，所以影响不大。如果有生育需求，患者可能就需要在手术后从尿液中提取精子，进行人工授精。

前列腺增生患者在进行手术、介入治疗等创伤性治疗期间，要禁止性生活。术后部分患者可致心因性勃起功能障碍，需要进行心理疏导，必要时要进行药物治疗，或采取挤捏法，促进阴茎被动勃起，完成插入，减轻心理压力，逐步恢复正常性生活。

第四章　不易察觉的前列腺癌

第一节　什么是前列腺癌

什么是前列腺癌

患者提问：

我一个叔叔最近查出得了前列腺癌，每天吃不好睡不好的，1 个月瘦了 30 斤，但我听朋友说这个病其实没大家想的那么严重，这到底是种什么病呢？

医生答疑：

前列腺癌，是指发生在前列腺内的肿瘤，且大多是恶性肿瘤。从前列腺癌病理类型来看，前列腺癌包括腺癌（腺泡腺癌）、导管腺癌、鳞状细胞癌、腺鳞癌几种，其中前列腺腺癌占到了 95% 以上，因此我们通常所说的前列腺癌就是指前列腺腺癌。

前列腺癌是老年男性最常见的一种恶性肿瘤，而且发病率也在逐年上升。研究显示，在男性 55 岁前，前列腺的发病率处于较低水平，55 岁后逐渐升高，发病的高峰年龄是 70 ~ 80 岁。数据显示，在我国前列腺潜伏癌的发生率，在 70 岁以上人群中高达 25%。家族遗传型前列腺癌患者发病年龄稍早，年龄小于 55 岁的患者占到了 43%。

前列腺癌的发病，不仅与患者的性活动、饮食习惯有很大的关系，还与患者的遗传基因有一定的关系。研究证实，如果家族中无患前列腺癌患者，患前列腺癌的相对危险度就比较低，如果是遗传型前列腺癌家族成员，患前列腺癌的相对危险度就比较高。

前列腺癌的典型症状有哪些

患者提问：

我公公自从得了前列腺增生后，每天都过得提心吊胆的，总是担心自己的这个病会发展成前列腺癌，不管我们怎么安慰劝抚都没有用。我想问问，前列腺癌的典型症状都有哪些呢？

医生答疑：

前列腺癌早期一般没有症状，不易被发现，但随着人们健康查体意识提高，早期被发现的数量有逐年增加的趋势。前列腺癌一旦出现症状往往已是晚期，因癌肿是长大阻塞膀胱出口和压扁尿道，出现尿频、夜尿增多、排尿困难，以及血尿等症状，与前列腺增生的临床表现相似，容易误诊为前列腺增生症。

另外，前列腺癌很早就会发生转移，出现的转移症状有时竟会比局部症状更明显，甚至还可能早于局部症状。比如，有些患者在癌细胞转移时会出现腰骶部、髋部疼痛，坐骨神经病，锁骨上或皮肤上出现肿块，咳嗽，咯血，胸痛等症状，至晚期还会出现食欲不振、消瘦和贫血。这使得前列腺癌的早期诊断相当困难。

因此，在还未出现前列腺癌明显症状前，如果患者出现以下症状，一定要及时去医院检查，排查前列腺癌。

1. 不明原因的乏力、消瘦。

2. 难以解释的发热。

3. 突然出现性欲旺盛。

4. 肛管及直肠内酸胀不适或隐痛。

5. 尿频、夜尿增多或排尿不畅，有尿不尽感。

6. 大便后尿道有少许黏液流出，或有轻度排尿不适。

为什么前列腺癌好发于老年男性

患者提问：

我看身边患前列腺癌的都是老年人，难道这是一种老年病吗？

医生答疑：

前列腺癌是一种老年疾病，50 岁以下的男性很少罹患前列腺癌，所占比例不到所有患者的 0.1%。而且，年龄越大，前列腺癌的发病率越高，60 ~ 75 岁是前列腺癌的高发年龄，85% 的患者确诊时年龄都超过了 65 岁。

研究显示，在 50 岁以上的男性当中，大约有 40% 的人的前列腺都患有很小面积的癌症，其中 8% 的患者将发展为比较严重的病变，而其中 3% 的患者死于这种病。可见，虽然前列腺癌的发病率较高，但并不像其他癌症那样可怕，患者完全没必要谈癌色变，自己吓自己。

和肺癌、胃癌等癌症不同，前列腺癌是一种进展相对缓慢的肿瘤，大多数患者的死亡并非该病所致。权威医学杂志《新英格兰医学》曾发表一项研究论文显示，根据尸检结果来看，在 50 岁以上的死者中，30% 的人患有隐匿性前列腺癌；在 70 岁以上的死者中，患有隐匿性前列腺癌的比率则上升到了 70%。可见，尽管前列腺癌非常常见，但大多数情况下，前列腺癌似乎并不影响患者的自然寿命。不过，及早发现、及早治疗，才是最保险的方法，因此男性到了 50 岁后，就要注意筛查前列腺癌。

第二节　前列腺癌的检查和治疗

为什么 50 岁以后要每年检测 PSA

患者提问：

我听一个朋友说，男性到了 50 岁以后就要把血清 PSA 列入每年的体检常规项目，最好是从 40 岁就开始每年检测 1 次，这是为什么呢？

医生答疑：

PSA，是指血清前列腺特异性抗原，是一种由前列腺上皮细胞内浆小泡产生、含有 237 个氨基酸残基的单链糖蛋白，无论是正常前列腺组织还是病变前列腺组织内均含有 PSA，且单个细胞 PSA 含量相对恒定，但前列腺癌患者血清游离 PSA（F–PSA）与总 PSA（T–PSA）比值都会明显降低，因此 PSA 检测对于前列腺癌的早期诊断、临床分期、术后疗效观察及随访具有重要的意义。

50 岁是前列腺癌发病率的一个分界线，50 岁以下的男性很少罹患前列腺癌，不过现在有年轻化趋势。50 岁以上男性的患病率却随年龄增长而上升，因此男性朋友们到了 50 岁，就应每年做 1 次 PSA 检测，及早筛查前列腺癌。如果有明显前列腺癌家族史，男性一过了 40 岁就要每年进行 1 次 PSA 测定。

在做 PSA 检查前，患者需要注意以下几点。

1. PSA 是抽取血液检查，因此检查的前一天不要吃过于油腻、高蛋白的食物，避免大量饮酒，因为血液中的酒精成分会直接影响检验结果。

2. 为了确保血液的浓度，在检查前的晚上 8 点以后不要再进食，也不要再喝水，以免影响检测结果。

3. 在抽血前放松心情，避免因为过分恐惧造成血管收缩，增加采血的困难。有经验的医生很容易通过这个检查发现前列腺癌，这个检查的准确性远高于 CT 检查。

前列腺指诊有助于早期发现前列腺癌吗

患者提问：

我患前列腺增生好多年了，一直担心会演变成前列腺癌，听说前列腺指诊有助于发现早期前列腺癌，这是真的吗？

医生答疑：

前列腺指诊对于早期发现前列腺癌确实有重要意义。前列腺直肠指检是诊断前列腺癌的主要方法，约 80% 的患者可获得诊断，指检可触及前列腺增大、坚硬、高低不平等情况。

南京中医药大学附属医院徐州市中医院泌尿男科教授张星指出，中国的前列腺癌居肿瘤排行榜第 6 位，且近 10 年来持续增长；美国前列腺癌居肿瘤排行榜第 1 位，死亡率居第 3 位。

中国工程院院士、著名泌尿外科专家郭应禄教授和北京大学第一医院泌尿外科副主任张骞也曾一再强调："早期前列腺癌的五年生存率接近100%，十年生存率也有 98%，早期发现的第一步就是前列腺指诊。"

广州中医药大学第一附属医院邱云桥教授在"中青年前列腺癌筛查的重要性"报告中讲道："英国报道患前列腺癌的病例最小年龄为 36 岁，我国报道患前列腺癌的病例最小年龄为 37 岁。"邱教授曾遇到一个 40 多岁的患者，他四处求医，但医生都是按前列腺炎治疗，效果并不理想，最后找到邱教授时，邱教授通过前列腺指诊镜检，确诊他是前列腺癌且转移其他脏器，可惜发现得太晚，最终没能挽回他的生命。如果这位患者早几年治疗时能做一下前列腺指诊，或许就不会因为误诊而错过最佳治疗时机。

我在临床过程中还发现，前列腺肿瘤与前列腺增生一样，越来越年轻化。我在临床中遇到两例以前列腺炎就诊的患者都是 40 岁，一个患者的前列腺质韧、有结节，并有前列腺癌家族史，我判断其为前列腺癌，于是叮嘱患者去上级医院进一步检查确诊，果然证实了我的诊断；另一个患者在前列腺按摩后有血尿，我也怀疑是前列腺肿瘤，叮嘱他去上级医院检查，最终患者被青岛大学附属医院确诊为前列腺肉瘤。

前列腺癌为什么要进行穿刺活检

患者提问：

我患慢性前列腺炎好多年了，看了很多医生，吃了很多药都没治好，现在年纪大了，特别担心这个病会发展成前列腺癌，想去医院检查，但听说要做什么穿刺活检，我特别害怕扎针，就不想去了。我想问问，要诊断前列腺癌，一定要进行穿刺活检吗？

医生答疑：

前列腺穿刺活检是诊断前列腺癌最为有效的一种方法，因此每当进行前列腺直肠指检或经直肠 B 超或 PSA 测定时发现疑似前列腺癌的症状，就要做前列腺穿刺活检来进一步确诊。

前列腺穿刺活检分为经会阴穿刺和经直肠穿刺两种。

1. 经会阴穿刺活检法。经会阴穿刺活检法，是指医生沿着患者的会阴正中做皮内浸润麻醉，然后用右手持穿刺针刺入切口，左手食指插入直肠内按住所要切取的前列腺组织部位，引导穿刺针穿入到达病变部位，将针芯推入 3 ～ 4 厘米，固定后将套管针向前推进直到针芯尖端，即可取得所需的前列腺标本。抽出穿刺针后，医生要用左手食指压住针眼 2 ～ 5 分钟止血。

2. 经直肠穿刺活检法。经直肠穿刺活检法，是指医生对患者进行直肠黏膜表面麻醉、穿刺部位肠壁消毒后，左手持穿刺针，针要紧贴指针腹侧，随左手食指轻轻插入直肠达病变部位，右手将针芯推入 1.0 ～ 1.5 厘米，将针芯针管一并拔出，抽出穿刺针后，医生要用食指按压直肠穿刺部位几分钟止血，并给患者输入抗生素（如甲硝唑 0.2 ～ 0.4g，3 次 /d）3 ～ 5 天，以预防大肠杆菌感染。注意，在进行经直肠穿刺活检法的前一天，就要对患者应用抗生素，穿刺的当天早上还要对患者进行低位清洁灌肠。

在做完前列腺穿刺活检后，患者要多饮水，并注意观察自己有无血尿及便血，一般出血在 6 ～ 48 小时内会自行停止，如果出现持续性血尿或术后出现尿潴留，可插管导尿并起到压迫前列腺止血目的，必要时可适量应用止血药。

前列腺穿刺活检前的准备工作如下。

1. 患者在进行前列腺穿刺活检前，先要做血常规和凝血功能检查，了解是否有凝血功能异常，以及近一周内是否有全身感染和尿路感染症状。

2. 如果患者有高血压、冠心病，则必须要控制好血压，并在穿刺活检前做心电图检查，确保血压和心率正常才能进行穿刺活检。

3. 如果患者有糖尿病，必须要将餐前、餐后血糖控制在 10mmol/L 左右，并且维持超过 3 天以上，才能进行前列腺穿刺活检。

为什么 MRI 检查要在活体穿刺前进行

患者提问：

　　我怀疑自己有前列腺癌，去医院做检查，发现前列腺 MRI 检查一定要在活体穿刺前进行，这是为什么呢？

医生答疑：

　　MRI，就是磁共振成像，是通过对静磁场中的人体施加某种特定频率的射频脉冲，使人体中的氢质子受到激励而发生磁共振现象，然后利用磁共振现象从人体中获得电磁信号，并重建出人体图像的一种检查，广泛应用于全身各系统的成像诊断。

　　MRI 检查不仅能显示前列腺包膜的完整性、病症是否侵犯前列腺周围组织及器官，还能显示盆腔淋巴结受侵犯的情况及骨转移的病灶，对前列腺癌的临床分期具有重要意义，因此一旦怀疑有前列腺癌的可能，就应进行前列腺 MRI 检查，以明确肿瘤的位置及周围侵犯情况。对于那些需要进行前列腺手术或放疗的患者，更要通过 MRI 检查来明确肿瘤周围的组织毗邻情况及肿瘤的位置，以便做到有的放矢。

　　需要注意的是，MRI 检查对出血特别敏感，而进行前列腺活体穿刺后局部会出血，形成血肿。如果在前列腺活体穿刺后进行 MRI 检查，这些血肿就会干扰 MRI 肿瘤信号，影响医生对前列腺肿瘤的观察和判断，因此必须在进行前列腺活体穿刺前进行 MRI 检查，以免影响病情的诊断。

前列腺癌的治疗方法主要有哪些

患者提问：

我的一个老哥哥今年 55 岁，前段时间被诊断为前列腺癌，因为我们关系非常好，所以我很替他担心，请问前列腺癌有哪些治疗方法？

医生答疑：

前列腺癌分为低危、中危、高危三种，低危前列腺癌的肿瘤发展较慢，不容易对人体产生危害；中危前列腺癌一般不会出现危害，但有一定的风险；高危前列腺癌随时可能发生转移进而威胁生命。

因此，对于前列腺癌，大家首先要明确一点：越早治疗，效果越好，因为后期前列腺癌的癌细胞可能会转移，甚至会危及患者的生命安全。根据病情的轻重，前列腺癌的治疗主要采取以下几种方法。

1. 主动监测治疗。对于低危的前列腺癌，如果肿瘤不发展，不会影响病人的健康，在临床上可以不进行任何治疗，只要定期观察就行，这就是主动监测治疗，也称观察治疗。

2. 手术治疗。前列腺癌的手术治疗，就是切除前列腺，甚至将前列腺肿瘤容易转移的部位如精囊腺、淋巴结等一起切除。前列腺手术分为两种：开放手术和微创手术。开放手术切口较大，因此正逐步被创伤小、恢复快的微创手术取代。微创手术又分为腹腔镜手术和机器人手术，机器人手术的创伤相对较小，切除也更彻底，但费用也更贵。

3. 放射治疗。对于高危的前列腺癌，就需要接受放射治疗，它和手术治疗的效果相近，但不需要麻醉，而且并发症的发生率也比较低，但它对于设备、医生的经验、多个环节的控制要求都很高，因此目前在我国还没能广泛推广。

4. 内分泌疗法。前列腺癌肿瘤的生长和男性雄激素有关，那么从理论上来看，只要阻断男性雄激素的分泌，就可能使肿瘤出现没有营养而死亡的情况，于是就有了内分泌治疗，即通过控制男性雄激素，使肿瘤细胞在雄激素水平非常低的环境下死亡。但内分泌治疗只能暂时抑制肿瘤，一般经过 1.5 ~ 2 年后，肿瘤对低水平的雄激素不再敏感，又会继续发展。因此内分泌只能作为一种姑息性的治疗方案，同手术、放疗配合，进行综合性治疗。一般来说，如果患者的 PSA > 4ng / ml，则推荐首选连续内分泌治疗；当连续内分泌治疗存在明显影响生活质量的情况时，患者在充分知晓并严格依从复查的前提下可谨慎考虑实施间歇性内分泌治疗。如果患者是转移性前列腺癌，且持续 7 个月内分泌治疗后 PSA ≤ 4ng / ml，则应考虑选择间歇内分泌治疗。

5. 化学治疗。如果患者对内分泌治疗已经不再敏感，就需要服用化学药物来治疗，这就是化学治疗。前列腺癌的化疗相对副作用较小、并发症也较低，但对于 80 岁以上的患者，或是身体状况不太乐观的患者，还是应慎重选择化学治疗。

6. 冷冻治疗。冷冻治疗，是通过把冷冻针插入前列腺腺体，将前列腺组织冻死的方法进行治疗，具有效果佳、创伤小、操作较为简便、术中无出血、康复快、手术期短、并发症少等特点，特别适合那些不想做手术的患者、不想做放疗的患者或者老年患者。但因为我国医疗条件有限，还缺乏相关的经验，因此还没有得到推广。

前列腺癌一定要进行手术治疗吗

患者提问：

患了前列腺癌，就一定要进行手术治疗吗？

医生答疑：

前列腺癌的治疗手段有多种选择，不一定非要进行手术治疗，医生会根据患者的各项指标为患者制订不同的治疗方案。

前列腺癌可分为早期、中期和晚期，早期和中期是指癌细胞仍然"包"在前列腺内部，临床上称为局限性前列腺癌，而晚期是指癌细胞已经穿透前列腺包膜，转移到前列腺周围，甚至身体其他地方（如精囊、骨骼）。

一般来说，早期和中期会采用根治性前列腺切除术或者放疗，晚期则采用内分泌治疗。比如，有些危险程度极低的前列腺癌并不需要做手术，密切观察就可以了，但如果是高度恶性的前列腺癌，即使超过80岁，只要身体情况各方面都很好，还是应该进行手术治疗。

有些前列腺癌患者因为担心生活质量、手术风险等，往往会选择内分泌这样的保守治疗，这样虽然可以很快降低PSA，但它仍然是一种姑息治疗，不能彻底治愈前列腺癌，一般经过15～18个月的内分泌治疗，PSA就会出现反弹，患者也会进入激素治疗的非依赖阶段。因此，如果是肿瘤局限于包膜内或肿瘤突破包膜但未侵犯尿道或未与盆壁固定、肿瘤体积较小、生存预期大于十年的早期前列腺癌，而且患者身体状况良好，尤其是没有严重心肺功能障碍或严重出血倾向，能耐受手术，最好还是积极进行前列腺癌根治性手术。

前列腺癌根治性切除术目前分为三种。第一种是开放手术，即传统的经耻骨后根治性前列腺切除术，是经耻骨后间隙显露前列腺包膜，于包膜上做横切口，直视下摘除前列腺的一种手术。这种手术一般伤口比较大，并且为了获得更好的手术视野往往需要用牵引器拉开切口，因此容易有尿失禁等并发症。第二种是腹腔镜前列腺癌根治术，只需要在腹壁上穿几个小洞，手术中不需要使用牵引器，无须分离腹壁，对腹壁创伤要小得多，如用特定胶粘和则连拆线都可避免，且住院时间短，恢复快，因此日渐取代传统的开腹手术，成为治疗前列腺癌的新标准。第三种是相对先进的、由机器人辅助的前列腺癌根治术。由机器人辅助手术，当然不是由机器人做手术，而是由医生通过一个操作平台，控制机器人手臂给患者做手术，与其他两种手术相比，对于病情比较疑难的前列腺癌患者，用机器人手术切除肿瘤的干净程度更高，而术后复发率更低。不过，机器人手术操作对医生的技术要求更高，需要有非常多的做腹腔镜和开腹手术经验的医生来操作，才能取得比较好的效果。

总之，前列腺癌患者选择何种治疗，要根据前列腺癌的病理分级、临床分期来定，而且早、中、晚期在临床上的界限也有变动，互相交叉，患者大可不必"对号入座"，要以医生的诊断为准。前列腺癌有些可以治愈，有些治疗效果比较差，有些需等待观察和主动监测，总之，一定要坚持早发现、早诊断、早治疗的"三早"原则。

确认癌症复发是看 PSA 值的变化吗

患者提问：

我爸去年做了前列腺癌手术，今年复查的时候发现 PSA（前列腺特异抗原）有所升高，以为癌症复发了，结果医生说情况还算稳定，但我爸总是担心癌症复发。我想问问，确认癌症复发是看 PSA 值的变化吗？

医生答疑：

前列腺癌患者在接受手术治疗后，需要进行定期的术后复查。一般说来，术后第 1 年应每 3 个月复查 1 次，第 2 年以后可以每 6 个月复查 1 次，5 年以后可每年复查 1 次。许多前列腺癌患者在复查时一看到自己的 PSA 数值有所升高，就吓得不行，以为癌症复发了。

PSA 的数值虽然是判断前列腺癌的一个重要指标，但并不是唯一的指标，更不是最完美的指标，因为它具有以下 3 个缺点。

1. PSA 具有器官特异性，但是不具有癌症特异性。

2. PSA 在诊断前列腺癌方面敏感性及特异性较差，尤其是 T-PSA（总前列腺特异抗原）在 4 ～ 10ng/mL 时。

3. PSA 不能区别是惰性癌症还是致命性癌症；许多人的前列腺癌是进展性的，检测 PSA 的变化可能有帮助；但是许多患者的是低级别肿瘤，在一生中不会进展为严重疾病，那么检测 PSA 就有可能产生过度治疗。

因此，要确认前列腺癌是否复发，光看 PSA 数值的变化是不够的，还要进行直肠指诊、B 超检查、超声引导下穿刺、骨扫描和核磁等在内的全面评估，如果发现前列腺癌复发的临床证据，即可称为前列腺癌临床复发。如果判断已发生临床复发，则应判断是哪种临床复发，是局部复发、区域淋巴结转移还是远处转移，根据全面评估的结果来选择恰当的治疗方案。

PSA 值升高就表示患有前列腺癌吗

患者提问：

　　我公公有前列腺癌，所以我老公满 40 岁后，就在每年的体检中加了一个 PSA（前列腺特异性抗原）检测。今年我看到他 PSA 那项后面有一个朝上的箭头符号，知道这是表示 PSA 指标高的意思，担心他也得了前列腺癌，心里特别紧张害怕，又不知道该怎么告诉我老公，请问 PSA 值升高就表示患有前列腺癌吗？

医生答疑：

　　专家强调，PSA 正常值（0 ~ 4ng）轻度值升高并不意味着一定患有前列腺癌。数值在 10ng 以内不必紧张，良性前列腺增生、急性前列腺炎等也会出现 PSA 值升高的情况，因此筛查者不必太过恐慌。其实，前列腺炎与前列腺癌并无直接联系。

　　前列腺炎多发于中青年男性，前列腺癌则多见于老年男性；前列腺炎在急性发作时，会伴有发热、排尿灼热、疼痛的症状，同时也会引起血清前列腺特异抗原值暂时性升高，通常在抗感染治疗后，这些炎症症状很快会消退。此外，PSA 值在短时间内也可迅速下降至正常水平。

第三节 前列腺癌的预防和调养

饮食清淡可预防前列腺癌吗

患者提问：

我听朋友说：脂肪性食物摄入过多，会增加前列腺癌的患病率，而大豆蛋白类的饮食则会减少前列腺癌的发病率，这是不是说饮食清淡可以预防前列腺癌？

医生答疑：

前列腺癌的发病因素很复杂，目前已知的高危因素包括年龄、种族、遗传、饮食、输精管结扎、吸烟、肥胖以及前列腺病变等。在危险因素中，最具预防意义的是诱发前列腺癌的饮食因素。研究表明，脂肪性食物摄入过多会增加前列腺癌的患病率，而大豆蛋白类的饮食则会降低其发病率。因为脂肪摄入过多会导致胆固醇合成增加，进一步导致以胆固醇为基础合成的雄激素增加，而雄激素中的睾酮比率增加是前列腺癌的重要发病因素。现在认为，在饮食总热量中脂肪所占的比例以10% ～ 20% 较为理想。

亚洲国家的前列腺癌发病率较低还与大豆蛋白类的食物摄入较多有关，因为此类食物中含有丰富的植物性雌激素，其化学结构与人体内的雌激素相似，对雄激素有一定的抑制作用。当然，诱发前列腺癌的饮食因素远不止这些。例如，绿茶中的儿茶酸或新鲜蔬菜和水果中的维生素

E 与硒等成分，都能防止前列腺癌的发生。

具体总结一下，预防前列腺癌的饮食要点归纳起来有五点：一是食物总热量中脂肪所占的比率低于 20%；二是每日摄入豆制品食物 20 ~ 40g；三是每日摄入硒 200μg；四是每日摄入维生素 E400 ~ 800 国际单位；五是多饮绿茶。其中三、四两项也可用常多吃新鲜蔬菜和水果代替。

哪些食物和营养素有助于防治前列腺癌

患者提问：

我公公有好几个朋友最近查出来得了前列腺癌，吓得他不行，每天到处打听各种预防前列腺癌的偏方，我们劝他也不听。我想问问，真的有食物能够防治前列腺癌吗？

医生答疑：

近年来，我国前列腺癌的发病呈高发趋势，大城市更是沦为"重灾区"，对男性健康造成极大威胁。不健康的饮食也是导致前列腺癌的一个因素，因此许多男性朋友们都想知道：到底要吃哪些食物，才能降低罹患前列腺癌的风险呢？

从目前的医学研究来看，男性朋友平时多吃以下几种食物，会对防治前列腺癌一定的帮助。

1.西红柿。西红柿也称番茄，含有丰富的番茄红素。番茄红素是目前植物中被发现的最强氧化剂之一，可预防前列腺癌。美国哈佛大学研究发现，每周吃 10 份番茄或番茄制品的人，患前列腺癌风险比吃 2 份以下番茄制品者减少 45%。不过，番茄红素只有熟吃才更易吸收。

2.西兰花。美国得州农工大学健康科学中心的研究人员发现，西兰花中含有一种名为萝卜硫素的营养成分，经常食用富含萝卜硫素的蔬菜能改变人的基因，使机体更好地预防肿瘤生长，有效预防结肠癌、前列腺癌。萝卜硫素在十字花科植物中含量丰富，比如卷心菜、羽衣甘蓝、球芽甘蓝、芥蓝。

3. 大蒜。美国国家癌症中心认定：在目前世界上具有抗癌潜力的所有植物中，大蒜凭借优越的抗癌能力位居榜首。美国科学家对 238 名患有前列腺癌和 471 名未患前列腺癌男子的日常饮食进行分析后发现：平均每天吃 10g 以上大蒜（或其他葱属植物蔬菜，比如洋葱、大葱）的男性，患前列腺癌的危险性要比每天只吃 2g 大蒜的男性低 50%。不过，大蒜防癌抗癌以生吃为佳，应经常食用，但每次数量不宜过多，每次 2 ~ 3 瓣为宜，不宜空腹食用，一次食用过多可能损伤胃黏膜，造成胃炎和溃疡。我的老家山东省济宁市金乡县是大蒜之乡，也被称为长寿之乡，因为有吃蒜的习惯，癌症发病率偏低。

4. 核桃。美国加利福尼亚大学戴维斯分校的一项老鼠实验显示，每天食用 68g 核桃，有助于降低胆固醇水平，减缓前列腺癌的发展速度。

5. 豆类。瑞典卡罗林斯卡医学院的研究人员在对 1499 名前列腺癌患者同 1130 名健康男子的比较中发现，那些常吃豆类食品的男子患前列腺癌的概率要比不常吃豆类食品的男性低 26%。这是因为前列腺的癌变主要是由于男性体内雌激素增高而产生的，而大豆中的大豆异黄酮在低剂量时，能够替代部分雌激素产生作用，减少雌激素的分泌，从而降低前列腺发生癌变的概率。

此外，大豆中的大豆异黄酮还可以激活过氧化物酶体增殖剂激活受体的途径，抑制肿瘤细胞存活，从而诱导癌细胞凋亡，消灭癌细胞。根据中国营养学会膳食指南的推荐，我们每天的大豆摄入量应该达到 30 ~ 50g。

6. 胡萝卜。《欧洲营养学期刊》上的一项研究表明，每周至少食用 3 次胡萝卜，男性患前列腺癌的可能性会减少 18%，这是因为胡萝卜中含有大量的类胡萝卜素，特别是 β－胡萝卜素和番茄红素，这两种物质都能减轻氧化应激反应对细胞造成的损伤，从而起到抗癌作用。

防治前列腺疾病的食谱

患者提问：

我听说医学专家专门制定了一个防治前列腺疾病的食谱，是什么样的食谱呢？

医生答疑：

医学专家们发现，欧美男性的前列腺癌发病率之所以比中国、日本高很多，和东西方饮食结构不同有很大关系。于是，医学专家们结合西方饮食与亚洲饮食的特点，为男性朋友们制定了一个防治前列腺疾病的食谱。

早餐时，喝一杯西红柿汁。午餐时，吃一碗含有胡萝卜、卷心菜或西蓝花的沙拉或水煮蔬菜。晚餐时，吃一点豆类，或是改吃糙米饭。肚子饿的时候，可以吃点胡萝卜、西红柿充饥。

为什么前列腺癌患者要限制吃红肉

患者提问：

我一个朋友自从查出前列腺癌后，就不吃红肉，说是会加重病情，这是什么原因呢？

医生答疑：

红肉，是营养学上的名词，指的是在烹饪前呈现出红色的肉，所有哺乳动物的肉，包括牛肉、猪肉、羊肉、马肉、鹿肉、兔肉等等，都是红肉。

在国际癌症研究机构的一份报告中，红肉被归为 2A 类致癌物，意味"对人类致癌可能性较高"。南加州大学以及加州癌症预防研究所新的一项研究发现：在高温下烹调的红肉，尤其是煎红肉，可能会使得患前列腺癌的风险增加多达 40%；而男性每周吃 150 多份煎红肉后，患晚期前列腺癌的风险会增加 30%，而每周吃 250 多份在高温下煮熟的红肉的男性，患晚期前腺癌的风险则会增加 40%。因此，为了避免病情恶化，前列腺癌患者最好少吃红肉，多吃蔬菜和水果，饮食以清淡为宜。

为什么又高又壮的男性更易患前列腺癌

患者提问：

我听说又高又壮的男性更容易患前列腺癌，这是为什么呢？

医生答疑：

有研究人员对来自 8 个国家的 15 万名参与者调查研究后发现，其中有 7000 多人患有前列腺癌，而且发病率与患者的腰围身高呈正比关系，腰围及身高每增加 10 厘米，前列腺癌风险将分别增加 18% 和 17%。也就是说，比起普通身材的男性，那些又高又壮的男人反而更容易得前列腺癌，这可能与这些男性平日爱吃高脂肪、高热量的食物有很大的关系。曾经在我们青岛育仁医院坐诊的中医专家，还有常来我们医院坐诊的北京专家，两位均患了前列腺癌，身材就是又高又大。

患前列腺癌后可以全素食吗

患者提问：

　　我在最近的一次体检中，被查出来患了前列腺癌。我老伴在网上看到一些文章说，肿瘤患者不能吃太营养的食物，否则会促进肿瘤加速生长，导致肿瘤变大，因此要求我不再吃肉，连鱼肉也不让我吃。难道患了前列腺癌就必须完全吃素吗？

医生答疑：

　　人类所患的 7 成癌症，均与肉食有关。美国国立健康学院曾对 5 万名素食者进行跟踪研究，发现与肉食者相较，这些素食者得癌症的比例要低很多。

　　素食者，顾名思义，就是吃素不吃肉，不仅是猪肉、牛肉、鸡肉等肉不吃，就连鱼肉也不吃。如果只是不吃肉，但是吃奶酪、牛奶和鸡蛋等动物制品，就是奶蛋素食者，如果连动物制品也不吃，就是纯素食者或严格素食者。

　　美国圣路易斯华盛顿大学医学院的一项研究报告也显示，素食者体内的类胰岛素 1 号增长因子（IGF-1）含量很低，类胰岛素 1 号增长因子被认为是促进肿瘤生长的"罪魁祸首"，这意味着素食者患乳腺癌和前列腺癌的概率更小。美国加州大学联同纽约一个治疗癌症中心在对一些前列腺癌。患者进行研究后，也发现经常吃生果、蔬菜及谷物等素食，能够有效控制前列腺癌。可见吃素是能够防治前列腺癌的。

　　一般说来，素食主义者很少患前列腺癌，患前列腺癌的大多是无肉不欢的"肉食动物"，因此如果患者本来是"肉食动物"，却在患了前列腺癌后开始全素饮食，就可能导致营养不良，不利于控制病情。毕竟，只有适当的营养治疗才能改善病人的营养状况，提高患者的免疫力和抗癌能力，提高肿瘤病人对手术治疗的耐受性，从而获得较好的远期疗效。

早点吃晚饭也能预防前列腺癌吗

患者提问：

我听说乳腺癌和前列腺癌属于与夜班、生物钟紊乱和生物节律改变关联性最强的癌症类型，这是不是意味着：作息不规律的人患乳腺癌和前列腺癌的概率比较高？

医生答疑：

理论上来说是这样的。

西班牙巴塞罗那全球健康研究所研究人员曾向 1800 多名前列腺和乳腺疾病患者以及 2000 多名健康的人询问饮食时间和睡眠习惯，结果发现：在晚上 9 点前吃晚餐的人，比起那些在晚上 10 点以后吃晚饭的人来说，患前列腺癌的可能性要低 25%，患乳腺癌的可能性要低 15%；而且饭后等上 2 小时再睡觉的人，比起那些饭后很快上床睡觉的人来说，患前列腺癌的可能性要低 26%，患乳腺癌的可能性要低 16%。

研究人员分析认为，从人类进化的角度来看，人类在光线充足的时候吃东西，在黑暗中睡觉之前消化食物，才符合自然规律。但现代人工作繁忙，加班熬夜工作是常事，路上通勤时间也较长，因此很多人都养成了晚饭晚吃的习惯，但深夜进食会导致体内炎症增加，并改变血糖水平，而这两者都与癌症有关，即加大了罹患癌症的风险。

为什么前列腺癌患者要限制吃糖

患者提问：

我听说糖会滋生肿瘤，那么前列腺癌患者不吃糖是不是就会遏制肿瘤生长呢？

医生答疑：

医学上说的糖类，与我们日常所说的糖，完全是两个概念。

我们日常所说的糖，是尝起来甜的东西，属于糖类中的单糖和双糖，是精制糖，比如白砂糖、红糖、蜂蜜和各种甜饮料。

医学上所说的糖类，则是生物体重要的机构物质，也是生物体维持生命活动的主要来源，它包括单糖、双糖和多糖。单糖主要有葡萄糖、果糖、半乳糖；双糖主要有蔗糖、麦芽糖、乳糖；多糖包括淀粉类和膳食纤维，淀粉主要来源于米粮类、豆类及根茎类蔬菜，膳食纤维则主要来源于粗粮、蔬菜、水果等。

健康人过多摄入精制糖后，容易引起肥胖，并进一步导致多种疾病，如心血管疾病、癌症。医学研究也发现，癌细胞的生长主要依靠葡萄糖代谢来提供能量，按理来说，只要掐断了葡萄糖这种能量来源，就能让癌细胞弹尽粮绝。但我们不可能真的掐断葡萄糖这种能量来源，因为人体的重要器官（如大脑）也必须依靠葡萄糖供能，才能发挥重要的生理功能。

前列腺癌患者在治疗期间，会因为各种因素（如化疗用药、疾病导致胰岛素抵抗等）引起血糖增高，如果这时不注意控制精制糖的摄入，进食了精制的糕点、饼干、含糖饮料、果脯等食物，很快就会被消化吸收变成葡萄糖，会加重血糖异常，不利于治疗。因此前列腺癌患者一定要少吃精制糖。

多摄入膳食纤维可以防治前列腺肿瘤吗

患者提问：

我听说前列腺癌患者多吃膳食纤维，就能有效防治肿瘤，这是真的吗？

医生答疑：

严格意义上来说，膳食纤维也是一种糖类，但却是人体无法消化的一种糖类，它主要来源于粗粮、蔬菜、水果等食物。

膳食纤维在人体的消化系统中有吸收水分的作用，能增加肠道及胃内的食物体积，可增加饱腹感，又能促进肠胃蠕动，可缓解便秘；同时膳食纤维也能吸附肠道中的有害物质以便排出，改善肠道菌群，为益生菌的增殖提供能量和营养；还可以调节血糖、血脂，降低心血管疾病、癌症等的发病风险。因此，从防治肿瘤的角度来看，人们要注意适当增加膳食纤维的摄入。

预防肿瘤的最佳饮食，其实就是保证充足的主食，适当增加高纤维的粗粮和全谷物，少吃甜食，少喝饮料，多吃蔬菜和水果，这也是肿瘤患者的基本饮食原则。

前列腺癌患者需要避免摄入乳制品吗

患者提问：

我从小就特别喜欢喝牛奶，早上起床喝，晚上睡觉前喝，有时还会把牛奶当饮料喝。最近我被查出得了前列腺癌，医生让我少喝一点牛奶，否则会对病情不利，难道我的前列腺癌与我爱喝牛奶的习惯有关吗？

医生答疑：

目前没有任何有足够说服力的证据表明牛奶有增加或降低癌症风险的效果，但高钙饮食，不论是来自牛奶还是其他食物，确实可能有增加前列腺癌风险的作用。从高钙饮食这点来看，你把牛奶当饮料喝的习惯，很容易导致钙摄入过量，从而诱发前列腺癌。

现在大家的生活水平都高了，每天两杯牛奶已经习以为常了。早餐一杯奶，给一天的活力提供充分的营养保证；睡前一杯奶，不但有助于睡眠，而且有助于人体对其营养成分的吸收。牛奶营养丰富，尤其富含钙元素，因此喝多了牛奶，大家的体格也变得强壮了许多，1.8 米以上的小伙子比比皆是。

中国有个成语，叫过犹不及，什么东西再好吃，营养再丰富，吃多了也会出问题。有医学研究认为，如果男性补钙过多，反而会导致前列腺癌。美国波士顿一个研究小组对 20885 例美国男性医师进行了长达 11 年的跟踪调查，这些人食用的奶制品主要包括脱脂奶、全脂奶和乳酪等，其中有 1012 例男性患了前列腺癌。统计分析后发现，与每天从奶制品中摄入 150 毫克钙的男性相比，每天摄入 600 毫克钙的男性患前列腺癌的危险上升 32%。在排除了年龄、体重、吸烟、体育锻炼等影响因素后发现，每天进食奶制品 2.5 份以上（每份相当于 240 毫升牛奶）的男性与进食奶制品 0.5 份以下的相比，患前列腺癌的危险上升 34%。

研究人员认为，维生素 D 作为一种激素，可延缓包括前列腺癌在内的多种细胞的生长，并能防止前列腺癌的恶化，但钙却会降低人体内维生素 D 的含量，因此过多摄入钙的人易患前列腺癌。

摄入多少属于钙摄入过高呢？医学研究上认为，标准的钙摄入量是 1.5 克／天。而我国居民成年人每天推荐摄入量是 1 克左右，只要不是大量服用钙补充剂，靠喝奶要到 1.5 克／天的量，得每天喝 1 升以上牛奶，绝大多数中国人很难达到。

自慰有助于预防前列腺癌吗

患者提问：

我听说自慰有助于预防前列腺癌，这是真的吗？有什么科学依据吗？

医生答疑：

前列腺癌是全球排第二位的男性癌症，且发病率节节攀升，成为发病率上升最快的肿瘤。因此，如何预防前列腺癌，成为医学专家特别关注的一个问题。

澳大利亚维多利亚癌症中心的专家曾针对 1079 名前列腺癌患者和 1259 名健康男性进行了长达四年的调查，结果发现，那些在 20 多岁时每天自慰或性交一次的男性，患上前列腺癌的概率会降低 1/3。

研究人员分析认为，精液是一种含有多种化学物质的烈性液体，如果精液长期积蓄在体内，可能对前列腺管道内的细胞有致癌作用，如果不经常定期排出，这些让男人引以为豪的精液就可能成为他们的健康杀手。很多男性过了 50 岁以后，性欲大大降低，性生活也变得越来越少，这时出于预防前列腺癌的需要，男性不妨适当自慰一次，借助射精冲洗掉前列腺里的致癌物质。

前列腺癌患者应如何运动

患者提问：

患了前列腺癌后还可以运动吗？如果可以，应该如何运动比较好呢？

医生答疑：

美国癌症学会曾对 10000 名 50 到 93 岁之间的前列腺癌患者确诊前后的运动情况进行了研究，这些患者大多于 1982 年到 2011 年被确诊患有局部前列腺癌，即癌症病灶尚未扩散，结果发现：运动大大降低了患者死于前列腺癌的概率，即运动能大大提高前列腺癌患者的生存率。

这项研究显示，在确诊罹患前列腺癌之前，相比于那些运动量明显过少的男性患者，运动强度水平较高的患者死于前列腺癌的概率要低30%；在确诊罹患前列腺癌之后，运动量多的男性死于前列腺癌的概率，则要比运动量少的男性低 34%。

研究人员还发现，如果患者选择步行作为自己唯一的运动方式，在确诊之前，每周步行 4 ～ 6 小时的男性死于前列腺癌的概率也会低大约1/3，但在确诊之后，这种纯靠步行运动的方式对于前列腺癌死亡率就没有显著影响了，这说明前列腺癌患者必须进行更多样的运动锻炼，比如快走、游泳。研究发现，那些每周至少快步走 3 小时的前列腺癌患者，其病情扩散的速度要比慢步行且运动时间较少的患者减少75%。如果患者每天游泳30分钟，就会有效促进前列腺局部血液和淋巴循环，使前列腺液分泌更旺盛，有助于前列腺炎症的消退，患晚期前列腺癌的可能性也会大大降低。

第四节　前列腺癌对性的影响

患了前列腺癌还能进行性生活吗

患者提问：

如果患有前列腺癌，还可以进行性生活吗？

医生答疑：

许多患者在查出前列腺癌都会问我这个问题，对此我的回答只有一个：如果查出了有前列腺癌，最好立即停止性生活，积极进行治疗。

患了前列腺癌后，如果未经治疗，仍然进行性生活是有害的，这是因为进行性生活时尿道与膀胱颈部会出现强烈的收缩，出现射精疼痛。若是前列腺癌已侵犯膀胱颈部后尿道，性交后则还会因为强烈的收缩而出血，导致血尿或血精，前列腺也会因此而充血，不利于病情的控制。

前列腺癌治疗会诱发勃起功能障碍吗

患者提问：

　　早期前列腺癌会导致性功能下降吗？会导致阳痿早泄吗？我听说前列腺癌治疗都会诱发勃起功能障碍，是真的吗？

医生答疑：

　　正常情况下，早期的前列腺癌也会引起性功能障碍，如果出现这种情况，需要积极地进行预防和治疗。

　　确实，几乎所有前列腺癌治疗都会诱发勃起功能障碍，比如前列腺癌治疗方案中极为重要的内分泌治疗，它的治疗原理就是通过抑制雄激素来达到抑制肿瘤生长的目的，并且部分化疗药物也有上述副作用，所以治疗期间是有可能出现性功能障碍的。不过，这种问题通常只是暂时的，主要取决于患者个人情况及治疗方式。

前列腺癌根治术后会丧失性能力吗

患者提问：

　　我听说前列腺癌根治术就是切除整个前列腺，那切除前列腺后还有性能力吗？

医生答疑：

目前治疗局限性前列腺癌最有效的方法，就是进行根治性前列腺切除术，切除范围包括完整的前列腺、双侧精囊腺、双侧输精管壶腹段、膀胱颈。许多患者担心一旦切除了前列腺，自己的性能力也会消失，因此不愿意接受前列腺癌根治术。

不可否认，尽管手术设备和外科技术一直在进步，但前列腺癌根治术后的性功能障碍还是比较常见，发生率在14%～89%，完全视医生的手术水平而定。毕竟，海绵体神经同前列腺在解剖位置上紧密相邻，手术中海绵体神经不可避免地会受到损伤，包括术中海绵体神经的牵拉、电刀热灼伤、手术导致的炎症性损伤或是营养神经的血管损伤。在功能恢复的过程中，神经源性NO（NO，一种在体内有广泛生理作用的神经信息分子，是神经再生过程中必不可少的重要物质）释放减少或消失，阴茎海绵体内动脉血减少导致阴茎组织处于缺氧状态，进而引起细胞凋亡和胶原沉积，损害静脉闭塞功能。手术中阴部内动脉分支受损也会导致阴茎动脉血内流的减少，也是诱发术后性功能障碍的另外一个重要原因。

不过，术后的这种性功能障碍往往是暂时的，大多数患者经过一段时间的康复之后，都能够恢复性能力。研究显示，60岁以下的癌症早期患者在进行前列腺癌根治术后，会有60%～70%保留性功能，但如果是中晚期前列腺癌患者，在进行前列腺癌根治术后，大部分人都会丧失性功能。

而且，对于没有发生转移的局限性前列腺癌患者，只要术前有勃起功能，血清PSA < 10ng/mL，Gleason评分7分以下，前列腺尖部没有浸润或结节，就可以考虑进行保留性神经的前列腺癌根治术。不过，术后能否保留性功能这个问题，还与患者的年龄有很大的关系，70岁以上的患者即使在手术中保留了性神经，大概也只有30%的人在术后还有性功能。

研究显示，50岁以下的患者在进行保留性神经手术后，有70%～90%

能够保留性功能，特别是癌症早期患者；60岁左右的患者大概有70%能保留性功能，而70岁以上的患者可能只有30%能保留性功能。

　　需要注意的是，对于前列腺癌患者来说，早期诊治是保存性功能的关键。可惜的是，前列腺癌属于一种比较隐匿的病症，当出现明显的症状时，大多数患者已到了晚期，都需要施行双侧睾丸切除术，所以很难保存性功能。

　　不过，这也不意味着就不能过性生活了，只要患者经过治疗如无复发与转移，全身情况又较好，就可以接受阴茎康复治疗，即采取阴茎海绵体内注射血管活性药以及手术安置阴茎假体等方式，来恢复或保留阴茎的勃起功能，从而进行适当的性生活。

第五章 不一样的前列腺 W 点按摩

前列腺按摩的历史

患者提问：

前列腺按摩是你的专利吗？还是自古就有前列腺按摩？

医生答疑：

我正好浏览山东大学男科研究所刘教授的文章，是关于前列腺按摩术历史的。前列腺按摩最早源于 1894 年，瑞典斯德哥尔摩皇家按摩学院看中了这项技术。1893 年，德国柏林的 Posner 首次尝试了用手指的方法按摩治疗慢性前列腺炎，但是没有普遍被大众接受。1904 年，Mitchell 认为，骑马对前列腺肥大的有益作用，这是通过前列腺的按摩来实现的，这种按摩随着骑马运动而上下交替压力下进行的。

后来前列腺按摩经过了试验验证，开始逐渐流行。最初采用的是用食指在前列腺周围做旋转按摩，而不是直接在前列腺上按摩。再后来在许多外科医生中逐渐演变成：患者采取膝胸卧位的姿势，食指戴指套插入直肠，轻柔地对一个叶施压，然后对另一叶施压，向下运动，指向尿道深处的前列腺管开口。最后将手指从上往下拉至后尿道上方，以挤压来自前列腺管内及射精管末端的分泌物。每次按摩一至三分钟，温和的按摩可重复两次，有力的按摩，每周不超过一次。这种方法沿用至今，成为教科书的金标准。

再后来仪器按摩开始出现，主要材质是金属或硬质橡胶，但并不受欢迎，只是用于前列腺中较难接触到的部分。

前列腺 W 点按摩的微观辨证

患者提问：

前列腺 W 点按摩只是一种保健手法，还是也可以作为疾病的诊断依据？

医生答疑：

前列腺 W 点按摩不仅具有保健、愉悦、治疗的功效，还可以作为一种诊断手法。中医讲求"望闻问切"，其中"切"包括号脉及触诊两部分，而按摩就可以触及前列腺的大小、质地及患者感受，特别是对按摩出液体的颜色、量多少、黏稠度等进行微观辨证，更具有科学性。

笔者以北京中医药大学李曰庆教授对前列腺炎的分型为主，根据前列腺 W 点触诊总结几种类型，具体指征与分型对应关系如下：

1.湿热蕴结证。触诊表现：前列腺大小正常或稍大，腺体饱满，质地偏软，中央沟表浅或消失，轻中度压痛，按摩取液容易，且量偏多、色浑偏黄，常伴有不均匀的云状脓栓。前列腺液常规检查白细胞常满视野，伴有大量脓细胞，卵磷脂小体减少。本证多见于前列腺炎的初期或慢性前列腺炎的急性发作。患者尿道症状明显，口苦，便结，舌偏红、苔黄腻，脉弦滑等。湿热蕴结型单纯发生率低约10%，与其他证型并存居多。

2.气滞血瘀证。触诊表现：前列腺稍大，常不规则，质地偏韧如鼻尖，常伴有小结节，压痛且放射腰、腹部，便意感明显，中央沟表浅或平，取液较难，液量偏少且黏稠，常规检查白细胞稍多，伴少量红细胞，卵磷脂小体偏少，多为久治不愈的慢性前列腺炎或良性前列腺增生症伴感染，通常有少腹、阴茎、精索、睾丸、会阴、腰骶胀痛或刺痛等，舌质淡暗发紫或伴有瘀斑、脉涩沉等症候，单纯发病率约35%，与肝气郁结并存者较多。

3. 肝气郁结证。触诊表现：前列腺大小正常或稍大，质地较韧如鼻尖或额头，有结节或呈条索状，压痛明显多为胀痛或放射痛，中央沟表浅或平，取液不畅，液量偏少黏稠拉丝，常规镜检白细胞在正常范围内或稍多，卵磷脂小体偏少，经过治疗，前列腺液增多，视野内白细胞可增加，这与阻塞的腺管经治疗后通畅有关，而不是加重的表现。会阴区精索、睾丸、腰骶及肛周坠胀不适，似痛非痛或窜通，常伴有精神抑郁。舌质偏暗或有瘀点，脉弦。单纯发病率约30%，多伴湿热、瘀血、痰湿型。

4. 肾气亏虚证。触诊表现：前列腺多偏小或萎缩，温度偏低，质地偏软如唇，压痛不明显，取液较易，液量稍多、色泽多清稀，常规检查白细胞多在＋上下，卵磷脂小体偏少。病程较长，失眠多梦，欲望降低，功能减退，舌淡苔白少，脉细带数等。单纯发病率约25%。

5. 痰瘀互结证。触诊表现：前列腺明显增大如鸭蛋、鹅蛋，表面粗糙，不规则坚硬如石头，压痛不明显，取液较困难，量少、色灰黄如渣，常规检查可见较多颗粒细胞、红细胞、白细胞，卵磷脂小体明显减少。常见于前列腺癌，需进一步确诊，伴有尿滴沥、排尿困难、夜尿次数增多、会阴或腰部胀痛，舌质暗紫或有瘀斑，脉涩等。发病率约1%。

6. 热盛肉腐证。触诊表现：腺体肿胀饱满，热感明显，质软如棉，按之剧痛。可有脓性液体流出，忌强行按摩。多见于前列腺脓肿，可伴有恶寒发热、口渴多汗、大小便有脓出、会阴部痛如鸡啄，舌红苔黄，脉弦滑数等。此证型属"海底悬痈"范畴，是一种重症感染，临床少见，发病率约0.5%，切诊对早期确诊有重要意义。

前列腺 W 点与 P 点的区别？

患者提问：

以前听说过前列腺 P 点，但具体在哪里好像不知道，前列腺 W 点又是什么？

医生答疑：

前列腺 P 点，是取自前列腺的英文 Prostate 的首字母，虽然流行于世界，成为男性愉悦的"专利"，但它是一个笼统的概念。并没有具体位置定位，所以无论在书上还是网络文库里不会找到具体的描述。

前列腺 W 点，是笔者从事临床 33 年，接诊近 10 万例前列腺病患者，在前列腺按摩过程中探索发现的。正常男性的高潮反应就是射精的过程，精液通过精囊、前列腺及周围肌肉群的收缩，迅速通过射精管的感受器反射到大脑皮层，产生快感，而两条射精管正好斜穿前列腺。很多男性在按摩过程中被触及射精管部位时，会有愉悦甚至高潮体验。此点的按摩路径类似字母 W，所以笔者为其命名"前列腺 W 点"按摩保健术。

前列腺 W 点，与 P 点相比，更具体明确，如导航图，而 P 点就显得笼统，特指前列腺本身。

前列腺 W 点按摩的由来

患者提问：

你是怎样发现前列腺 W 点的？

医生答疑：

前列腺按摩有 100 多年的历史，教科书的按摩方法是在前列腺两侧分别由外上向内下，自上而下向中央沟方向各按摩三次，然后由中央沟自上而下按摩一次。我在多年的临床工作中不断总结，发现传统的按摩方法有所偏差，有时取液费力，经过反复探索，发现了一种按摩的新方法进行了改良。便发表在了《中国性科学》杂志 2007 年第二期。二十世纪九十年代清华大学著名性学家马晓年教授就多次和我聊起女性 G 点，鼓励我去探索男人的 G 点。真是无巧不成书，改良的前列腺按摩不仅有诊断治疗之效，随着更深入的研究，在按摩过程中不断发现有些患者有快感甚至有高潮的体验。于是我进一步查阅文献发现，男女内外生殖器解剖具有同源性，胚胎发育过程中与前列腺同源于中胚层，属于同源器官，且女性高潮 G 点距阴道口 3 ～ 5cm，前列腺距肛门 3 ～ 5cm，因此男性高潮点应该在前列腺上，这就可以解释改良前列腺按摩过程高潮体验。而这个路径类似"W"因此成为前列腺 W 点。我的恩师北京四大名医施今墨、孔伯华的再传弟子齐来增更是从中医经络学说给予支持，查阅古籍资料来佐证，还希望这个发现叫"王氏点"。

前列腺 W 点按摩术有三大功效：改善尿道症状、增强勃起功能、促进愉悦体验。越来越多的国内外养生保健私密医护机构会所人员前来学习，加上 2023 年我在国内外 10 余次的学术会议交流，前列腺 W 点按摩技术走向国际指日可待。

前列腺 W 点按摩和前列腺保健按摩是一回事吗

患者提问：

前列腺 W 点按摩和经常说的前列腺保健按摩是一回事吗？

医生答疑：

这两者并不是一回事，大多数人所知道的前列腺保健按摩一般是通过点、按、揉、搓、推等手法，针对穴位、经络所进行的一种体外保健方式。

前列腺 W 点按摩术属于笔者的原创技术，它是通过肛门进入体内直接按摩前列腺的一种手法。2023 年曾参加韩国 19 届亚太性学大会，2024 年参加土耳其第 26 届世界性健康大会和迪拜第 24 届世界性学大会，被多国专家学者认为是世界首创。两者相比前列腺 W 点按摩效果更直接更有渗透性，并且 W 点按摩具有多重功效：改善前列腺疾病症状、改善性功能、促进勃起、性愉悦、全身心的康复保健等。

前列腺 W 点按摩后为什么感觉有精气神了

患者提问：

自从做了前列腺 W 点按摩后，感觉整个人精神头很足，神清气爽，朋友、同事都说我气色也变红润了，这是为什么？

医生答疑：

我们常常形容一个人说："这个人精气神真好！"为什么 W 点按摩后会感觉有精气神了？如果想弄明白这个问题，我们就要从中医基础理论说起。

中医上讲精、气、血、津液是构成人体的基本物质，也是维持人体活动的动力来源。古代医学家认为，人的精神活动与机体的精、气、血、津液等是相互依存不可分割的整体。精、气、血、津液充足，脏腑机能活动正常，人的精神、意识、知觉、运动就旺盛。反之，身体机能衰退，人的精神就会表现萎靡不振。前列腺 W 点的位置与太阴肺经、手阳明大肠经、手少阴心经、手太阳小肠经、足太阳膀胱经、足少阴肾经、足太阴脾经、足阳明胃经、足厥阴肝经及"任、督、冲"三脉均直接或间接的络属于此。按摩具有疏通和调和气血的作用，患者有麻、酥、触电、胀痛等感觉，大多 3 ~ 5 次即可感觉神清气爽。这与影视剧中"打通任督二脉"有异曲同工之妙，因为任脉主血，督脉主气，另外冲脉主性，三脉通，则八脉通；八脉通，则百脉通，进而能改善体质，强筋健骨，促进循环，使人精力充沛，就是我们说的有精气神。

从西医讲前列腺素不完全是前列腺分泌的，但通过按摩能促进其分泌，而前列腺素可以在生殖系统、血管和支气管平滑肌、胃肠道、神经系统、呼吸系统、内分泌系统等多个系统中起着重要的功能调节作用。

按摩前列腺为什么会有尿意感或便意感

患者提问：

医生，为什么我昨天按摩前列腺的时候会有想小便的感觉，按摩完了想排大便，也没有其他的不舒服，会不会影响身体健康？

医生答疑：

从你描述的情况来看，这种生理状况是正常的。

前列腺 W 点按摩时，可以刺激前列腺中央的尿道前列腺部、膀胱颈以及与前列腺背靠着的直肠壁等处，引起平滑肌痉挛，组织充血水肿通过神经感受器，产生尿意或便意感。一般当日或 2 ~ 3 天就会逐渐消失。

另外，人的耐受性或感受性是有差异的，适宜的力度至关重要。如果力度太大，有的患者数天或数周都会有尿意或便意感，这就可能对尿道、前列腺直肠有一定伤害了，如果这种症状持续存在 6 周以上，建议到医院进一步检查，以防不侧。

前列腺 W 点按摩中医保健的机制

患者提问：

前列腺按摩真的是太神奇了，还有康复保健的功效，这到底是为什么啊？

医生答疑：

前列腺按摩保健功效的机理为：按摩前列腺时需要从肛门进入，肛门古代称之为魄门，又谓之下极，与多条经络联属，包括手太阴肺经、手阳明大肠经、手少阴心经、手太阳小肠经、足太阳膀胱经、足少阴肾经、足太阴脾经、足阳明胃经、足厥阴肝经，还有任督冲三脉，按摩的过程中就会对肛窍产生振动，古人称之为"摇魄门"。

1.联属手太阴肺经。孙景思曰："肛门者，肺之下口也，内通于肺，曰魄门，肺与大肠为表里，故肺实则大肠热，热则秘结；肺虚则大肠寒，寒则脱肛。"《素问》曰："肺咳不已，则大肠受之，大肠咳状，咳而遗矢。"王海藏曰："贲门上主往来，魄门下主收闭，故肺与大肠为通道。"

2. 又属手阳明大肠经。《素问》曰："大肠者传道之官，变化出焉。"注：传道，谓传不洁之道。变化，谓变化物之形。王海藏曰："年高虚人，大肠燥结，不可过泄者，脉浮在气，杏仁、陈皮主之；脉沉在血，桃仁、陈皮主之。所以俱用陈皮者，以手阳明与手太阴，俱为表里也。"朱丹溪曰："大肠为邪坠下之重，其重至圊后不减；大肠虚滑不收之重，其重至圊后不减；大肠虚滑不收之重，其重至圊后随减，果御米壳等涩剂，固其滑，收其气，用亦愈也。"

3. 又属足太阳膀胱经。《灵枢》曰："足太阳之正，别入腘中，其一道下尻五寸，别入于肛。"《中藏》曰："下焦实热则小便不通，大便难苦重痛；虚寒，则大小便泄下不止。"李东垣曰："防己，大苦寒纯阴，泄血中之湿热，通血中之滞塞，补阴泻阳，助秋冬，溺春夏之药也。下焦有湿热，通血中之滞塞，补阴泄阳，助秋冬，泻春夏之药也。下焦有湿热，流入十二经，以致二阴不通，方可审用；若上信湿热，则不可用。"陈良甫曰："藏府气实，皆生于湿热，随所停处而成病。故热结于大肠，则大便不通；热结于小肠，则小便不通；若大小肠俱热所结，则烦满，而大小便俱不通也。"

4. 兼属足少阴肾经。《灵枢》曰："厥气走喉而不能言，手足清，大便不利，取足少阴。"《素问》曰：北方黑色，入通于肾，开窍于二阴，畏湿。王太仆曰："肾气化，则二阴通，二阴闭，则胃填满。盖肾者，胃之关也。"王海藏曰："以在下言之，则便溺俱阴；以前后言之，则前气后血；以肾言之，则总主大小便难。溺塞闭结，俱为水少。"经言："热淫于内，治以咸寒，佐以苦辛。故用芒硝、大黄相须为使。"戴复菴曰："每日五更初洞泄者，此病在肾分，米饮下二神丸，或合五味散，名为四神丸，治之尤妙。"

5. 又属足太阴脾经、阳明胃经。《灵枢》曰："厥而腹中縠縠，便溲难，取足太阴。"《素问》曰："仓廪（林）不藏者，门户不要也。"注：仓廪谓脾胃，门户谓魄门，要，谓禁要也。王海藏曰："汗多，胃热，便难，三者皆因燥热而亡津液，即所谓脾约症也。"经云："燥者润之。故张仲景用麻子仁入足太阴、手阳明，以润二经之燥，肠结可通也。"张洁古曰："藏府之秘，不可一概治疗。胃实而秘者，能饮食，小便赤，当以麻仁丸主之；胃虚不能食，小便清利，厚朴汤主之。实者秘物也，虚者秘气也。"戴夏菴曰："痢疾，古名滞下，以气滞成积，积以成痢，治法当以顺气为先，须当开胃，故曰无饱死痢疾。"

6. 又属足厥阴肝经。《灵枢》曰："足厥阴所生病者，胸满，呕逆，飧（孙）泄。"又曰："阴络伤，则血内溢，血内溢，则后血。"刘河间曰："大便涩滞，由火盛制金，不能平木，肝木生风，风能胜湿，热能耗液故也。"

7. 又属手少阴心经和手太阴小肠经。手少阴心经起于心中上接足太阴脾经于心中，下行过横膈联络小肠，接手太阳小肠经，可调治心胸神志等病；小肠经可调治少腹、腰骶部睾丸疼痛等症。

8. 任督冲三脉。冲任督一源三岐，发源于胞宫。冲脉为血海，又称十二经脉之海，五脏六腑之海。任脉行身之前，主血，为阴脉之海；督脉行身之后，主气，为阳脉之海。冲任通则八脉通，八脉通则百脉通。督脉走行脊里，上行入脑，与脊髓，肾又有密切关联，共络脉循阳器合篡间。冲脉可用于调节阳痿、月经不调、不孕。任脉可用于呼吸、心血管、咽喉、消化、泌尿系统和生殖系统疾病的调治。督脉可用于调治腰膝酸软、身体乏力、胸闷、短气、头目、二胃肠及二便、月事不调等症。

前列腺 W 点按摩性愉悦的机制

患者提问：

为什么前列腺 W 点按摩，有的人会有类似于高潮的愉悦感？

医生答疑：

前列腺 W 点按摩的主要功效之一就是性愉悦，之所以会有性愉悦的体验，主要是男性的两条射精管正好斜穿前列腺，还有尿道前列腺部的精阜，而 W 点按摩过程中会被按压到射精管及精阜，其感受器接受到刺激后反射到大脑皮层愉悦中枢，产生同样的愉悦、高潮体验。

传统的快感是精液通过射精管那几秒钟，射精结束，快感也会随之消失，而 W 点的快感是可以不间断的，因为直接刺激射精管及精阜，只要挤压感不停，那么大脑皮层的愉悦中枢会一直处于兴奋状态，所以愉悦感会持续不断。

前列腺 W 点按摩适用哪些疾病

患者提问：

医生，我朋友的父亲得了前列腺癌，很多人都不建议给做按摩治疗了，那前列腺按摩到底适应哪些情况啊？

医生答疑：

最初前列腺 W 点的按摩主要针对慢性前列腺炎的患者，对于改善尿频、尿急、夜尿增多等症状有较好的作用，甚至有的立竿见影。在不断按摩的基础上发现还有愉悦的作用。后来在培训了大量的学员中发现，仅通过按摩次日发生晨勃现象比比皆是，占 30% 之多。个别学员出现勃起夜不能寐。另外还发现对失眠、焦虑等有较好的作用，主要总结如下：

1. 慢性前列腺炎患者。慢性前列腺发炎一般是腺管及腺泡发炎，前列腺只有 20g 左右，分摊的药物微乎其微，而且前列腺外有一层包膜，会阻止药物进入前列腺的病变部位，所以打针吃药效果不佳。W 点按摩通过手法把腺管内的炎症清理出来，就像河水清淤一样，直接有效。

2. 前列腺增生的患者。前列腺增生是很多中老年男性"通病"，同时前列腺增生往往伴有炎症，颈椎、腰椎可以通过按摩缓解肌肉紧张，促进血液循环，同理通过经常按摩前列腺 W 点来缓解增生，促进炎症引流，对尿急、尿频尿等待、夜尿增多都有较好的疗效。

3. 长期没有性生活的患者。和谐的性生活有助于提高生活质量，保障身体健康，提高工作效率。但是如果长期没有性生活，就会带来一定的影响，比如精子质量下降，引发前列腺疾病，加速身体衰老，性欲减退，免疫力下降等。所以有些人因为某些原因没有性生活，就可以通过前列腺 W 点按摩满足生理心理需求，对身心健康大有裨益，尤其适用于鳏寡孤独的男性朋友。有位 75 岁老先生体验 W 点按摩后，编了一首打油诗：

"今早坐便按摩，满手肥皂液，四指轮流深入，触及较硬 W 点，轮指勾动，方向各有异，感觉细不同。小腹微热感，似电弱流击，自内传到外，尿口更明显，点线活一片，自疗享初鲜。"

4. 性功能障碍的患者。勃起功能障碍是常见病，约占成年男性的 50%，但口服"伟哥"或手术治疗，终不尽人意之处。成都的陈先生 50 岁，患前列腺增生后勃起功能障碍 3 年，几乎没有晨勃，经过十次 W 点按摩，一周就恢复了夫妻生活，竟然有时一夜三次。此外也有很多阳痿、早泄的患者，通过按摩，恢复了正常的性功能。特别是由于前列腺疾病引起的性功能障碍疗效显著。

5.男性同性恋。现在社会上有很多男同，对于他们，如果仅靠射精得到快感，至少会失去三分之二的性福生活。所以可以通过前列腺W点按摩来获得更多的快感。

前列腺 W 点按摩前的准备工作有哪些

患者提问：

我是做私密养生馆的，想问一下前列腺W点按摩前都需要准备什么啊？跟医院的准备工作一样吗？

医生答疑：

非医疗行为的机构的准备工作包括环境准备、物品准备、精神准备。

1.环境准备：温馨、舒适、整洁、安静的环境可以让人在心理、生理上都得到最好的放松。这其中可以播放舒缓的音乐，放置气味淡雅的香薰。在按摩过程中劝告来访者放下手机，全身心投入其中。

2.物品准备。（1）按摩床。按摩时以趴在床上为主，面部及生殖区域可以在床上挖洞，增加舒适度，减少压力。按摩床应高低适度，有利于操作。（2）纯棉的布单或毛巾被。纯棉成分摸起来比较柔软，有利于保护人的皮肤，这样被按摩者会感觉比较舒服。（3）枕头。如果按摩时间有点长，有时候被按摩者要长时间保持一个姿势，这个时候用软枕头可以缓解因长时间固定体位带来的不适。（4）按摩油。按摩油或者精油可以起到润滑的作用，以减轻按摩时对皮肤的损伤，同时精致的按摩油还有利于疗效。（5）手套。要准备好一次性医用乳胶手套，这样对顾客与自己都是一种保护，防止相互感染。

3. 精神准备。按摩时一定要放松心情。这和打针时放松是一个道理的，如果你的肌肉不放松，就容易出现手法不到位的情况，效果大打折扣。

4. 按摩师的准备工作。周围的环境、用品用具和个人卫生进行清理消毒，穿干净统一的工作服，去掉手上佩戴的饰物，以便于操作。检查仪器和设备能否正常使用，检查电源安全性。全面细致的问诊，并建档记录，明确诊断，排除按摩禁忌证。

5. 灌肠准备。前列腺 W 点按摩之前需要进行中药灌肠，一则为了清洗肠道保持卫生；二则中药主要功效是清热解毒、芳香化湿、软坚散结，可以起到一定治疗作用。灌肠需要准备的物品：中药灌肠液、一次性医用灌肠器、液状石蜡、卫生垫、卫生纸、输液架、水温计等。

6. 灌肠的基本操作。（1）一般用保留灌肠法，嘱病人灌肠前先排便，便于药汁保留吸收，灌肠药汁的量要控制好，一般 150 ~ 200mL，避免量大刺激肠蠕动，使药液不易保留。（2）药液温度，39℃ ~ 41℃，倒入灌肠袋挂在输液架上，液面距肛门约 30 ~ 40cm。（3）取左侧或右侧卧位，臀下垫一次性卫生垫，并用小枕抬高臀部 10cm 左右，暴露肛门。（4）一次性输液管插入的深度约 5 ~ 10cm。（5）注意禁忌证：肛门、直肠和结肠等手术或大便失禁、下消化道出血患者禁用灌肠治疗。

前列腺 W 点按摩的注意事项

患者提问：

前列腺 W 点按摩有什么需要注意的吗？

医生答疑：

前列腺 W 点按摩需要注意事项如下：

1. 按摩前要审证求因，明确诊断，全面了解患者的病情，排除按摩禁忌证。

2. 按摩前要求患者要排空大、小便，穿好舒适的衣服，需要时可裸露部分皮肤，以利于按摩。

3. 按摩前一定要修剪指甲，不戴戒指、手链、手表等硬物，以免划破患者皮肤，并注意无菌操作。

4. 按摩时要随时调整姿势，使自己处在一个合适松弛的体位上，从而有利于发力和持久操作。同时也要尽量让患者处于一个舒适放松的体位上，这样有利于按摩治疗的顺利进行。

5. 按摩时用力不要太大，并注意观察患者的全身反应，一旦出现头晕、心慌、胸闷、四肢冷汗、脉细数等现象，应立即停止采取休息、饮水等缓解措施。

6. 为了避免按摩时过度刺激肛门及直肠，一定选用质量较好的润滑剂。

7. 患者过于饥饿、饱胀、疲劳、饮酒、精神紧张时，不宜进行按摩。

8. 按摩时要保持一定的室温，即不可过冷，也不可过热，以防患者感冒和影响按摩的效果。

9. 按摩后，患者如感觉疲劳可以休息片刻，然后再做其他活动。

10. 按摩的每周 1～2 次为宜，体质较好些也可以 2～3 次，每次 5～15 分钟，以患者耐受性为主，逐步进行，循序渐进，力度从小到大。

前列腺按摩的有哪些禁忌证

患者提问：

之前得了急性前列腺炎，去医院想找医生给按摩按摩，把炎症排出来，但医生不给我按，我想知道什么样的情况不能按摩前列腺啊？有哪些禁忌证？

医生答疑：

1. 急性前列腺炎、慢性前列腺炎急性发作期不能进行前列腺按摩，以免引起炎症播散，甚至引起败血症。

急性前列腺炎多由于细菌感染引起，常见的致病菌有大肠埃希菌、变形杆菌等。按摩不当可能会导致感染加重，患者可能会出现发热、尿频、尿急、排尿疼痛等症状，不利于病情恢复。急性前列腺炎患者可以在医生的指导下服用抗生素等控制感染。除此之外，还可以通过微波、激光等方式辅助治疗。

2. 肛周疾病。一般的肛门湿疹、肛乳头瘤、肛乳头肥大、肛门瘙痒、肛门潮湿等不是很严重的情况是可以按摩的，但是如果有肛周脓肿、肛门疣病、肛瘘、肛裂等需要治疗好转后，再考虑是否进行按摩。

3. 直肠疾病。一般患有直肠炎症、直肠脱垂的可视情况而定，轻者可以按摩，但直肠息肉较大、直肠癌等禁止按摩。

4. 怀疑有前列腺结核、前列腺肿瘤的患者不能进行前列腺按摩，以避免扩散。

5. 前列腺明显萎缩者，由于按摩治疗效果不佳，不主张进行按摩。

6. 基础性疾病。如心脏病、高血压等，若病情不严重的可以按摩，但一定要控制好时间。如若心脏病或高血压严重者伴有不适症状禁止按摩，以防加重病情，出现意外情况。

此外，前列腺按摩手法一定要轻柔，循序渐进，逐步探索，随时沟通，不可过急过重，否则会导致里急后重尿道及少腹不适等问题。

与前列腺 W 点按摩相关的辅助治疗产品

患者提问：

有的患者按摩结束，想给患者前列腺涂抹一些产品，抗炎、消肿，减轻按摩后的不适症状，有没有这方面产品可以用于前列腺给药？

医生答疑：

在 33 年的临床工作中不断给我灵感，其中"用于前列腺 W 点按摩给药手套"就是源于给患者按摩后给药过程中产生的。

由于前列腺准确的位置需要用手指感知才可以找到，所以使用传统给药工具如栓塞或者针推式，存有盲目性。为了方便按摩并且增加给药准确性，在手套上做改进，所以就有了"用于前列腺 W 点按摩给药手套"，既可以按摩使用，又实现了按摩后中直接准确给药，一举两得。这其中的技巧就是在手套里面加一个导管，开口于食指的指端，通过注入药物就会流出，作用在前列腺部位上，一边按摩一边给药。

前列腺药膏是我和师父共同研发的，使用道地药材加工而成。通过临床试验，给前列腺涂抹药膏，作为专科辅助治疗，效果显著。还可作为前列腺 W 点按摩润滑剂，润滑又消炎，一举两得。

国内外专家对前列腺 W 点的评价

患者提问：

有没有业内的专家给予前列腺 W 点按摩专业的点评，未来按摩市场前景如何？

医生答疑：

《中国男性前列腺健康白皮书》数据显示："前列腺炎、前列腺增生发病超过 2 年，有 43% 的患者会引发阳痿，93% 的患者会发生早泄，10% 的患者几乎完全丧失男性功能！另一项调查表明，80% 以上的男性不育症都是有前列腺疾病引起。在发病 10 年以上的前列腺疾病患者群体中，有 45% 会发生癌变，世界上因前列腺癌死亡男性每年都有上升趋势。"

男人一生当中都会在某个年龄阶段受到前列腺病的困扰。由此可见未来前列腺保健按摩市场前景很大。前列腺 W 点按摩目前已经得到国内外权威专家的认可：2021 年"前列腺 W 点按摩保健术"获得区 2020 年度卫生健康系统改革创新先进个人的荣誉；2022 年 11 月"前列腺微观辨证、按摩保健及 W 点愉悦术"荣选为"中华老字号"；2023 年 3 月参加韩国釜山 19 届亚太性学大会、2023 年 11 月参加在土耳其举办的第 26 届世界性健康大会。2023 年 12 月参加在迪拜举办的世界性学会第 24 届大会，我进行了《前列腺 W 点诊疗保健术》学术交流，被确认为世界首创。中国网、中国新闻在线、《中国医药报》《中国健康导报》等 20 余家媒体报道。2023 年 10 月被国家卫健委确定为传承人推广项目。

尿潴留可以进行前列腺 W 点按摩吗

患者提问：

我亲戚有尿潴留，可以按摩前列腺吗？

医生答疑：

尿潴留是指尿液不能排出体外或膀胱不能排空的一种病理状态，一般是排尿困难的结果。常常突然发生，在短时间内膀胱充盈，膀胱迅速膨胀变成无张力膀胱，出现下腹胀痛难忍，尿意急迫，不能自行排尿的现象称之为急性尿潴留。而慢性尿潴留是缓慢形成的，是由膀胱颈以下梗阻性病变引起的排尿困难发展而来，多表现为排尿不畅、尿频，常常伴有尿不尽感，有时也会有尿失禁。

通常急性尿潴留不建议进行前列腺按摩。如果发生慢性尿潴留，可以根据肛门指诊，确定前列腺的大小、质地、表面光滑度、触痛及是否有前列腺肿瘤来判断能否进行按摩。临床工作中我也隔三岔五遇到过前列腺增生伴慢性炎症的尿潴留患者，通过按摩，拔掉了导尿管，再加上中药综合调理，最终解除痛苦。

前列 W 点腺按摩可以改善性功能吗

患者提问：

我有一名患者，前列腺炎 5 年了，近 1 年没有晨勃，我给他按摩一次，竟然有晨勃了，W 点按摩可以改善性功能吗？

医生答疑：

像这位学员按摩反馈调理前列腺病过程中恢复性功能的案例不在少数。目前专著或教科书、网络资料中还没有数据可查。但从 30 多年的临床及教学中发现前列腺 W 点按摩确实可以改善性功能。

西医方面：前列腺是男性生殖系统的一个重要组成部分，通过按摩前列腺可以促进血液循环，增加前列腺液的分泌和流动，缓解前列腺炎等疾病，从而改善性功能。此外，前列腺按摩还可以提升性欲和性生活质量。

中医方面：肛门古称魄门，又谓之下极，与多条经络联属，包括手太阴肺经、手阳明大肠经、手少阴心经、手太阳小肠经、足太阳膀胱经、足少阴肾经、足太阴脾经、足阳明胃经、足厥阴肝经，而且附近有督脉、任脉和冲脉。督脉为阳脉之海，任脉为阴脉之海，冲脉有"五脏六腑之海""十二经脉之海""血海"之称。气、血、性作为人之根，至关重要。通过触及肛门按摩前列腺，可疏通九经三脉，促使百脉通畅，全身气机通调。

所以，前列腺按摩对改善性功能有一定的帮助。但是需要经过专业的培训后才可以进行。

手指触到前列腺时感觉发热或发冷

患者提问：

为什么我给别人按摩前列腺时，进指后，有的人触诊感觉前列腺发热，有的人感觉发凉？

医生答疑：

按摩前列腺时，触诊前列腺发热，这样的人一般属于阴虚体质，发凉者一般属于气虚、阳虚体质。

阴虚体质，常见于体型比较消瘦的人，"瘦人多火"说的就是阴虚体质的人容易内生虚火，出现头晕眼花、腰膝酸软、五心烦热、小便短赤、前列腺排出液少的表现。阴液亏少，机体失却濡润滋养，故体形瘦长，容易口燥咽干、眩晕耳鸣、两目干涩、视物模糊、皮肤偏干、大便干、小便短，舌少苔少津，脉细或细数；同时由于阴不制阳，阳热之气相对偏旺而生内热，故表现为虚火内扰的证候，可见手足心热、口渴欲饮、面色和口唇发红、睡眠差等。

气虚、阳虚体质一般多发于中老年患者，这是因为他们一身之气不足，脏腑功能衰退，阳气亏虚，气虚不能推动，阳虚气化不力，机体失却温煦，身体乏力、尿频、夜尿多、两腿发冷的情况都是气虚、阳虚体质的表现，与老年人这个特殊生理阶段有一定的关系。

参考书目

［1］郭应禄，李宏军．前列腺炎［M］.2 版.北京：人民军医出版社，2007.

［2］罗云坚，刘茂才.男科专病中医临床诊治［M］.北京：人民卫生出版社，2000.

［3］冷方南.中医男科临床治疗学［M］.北京：人民军医出版社，2011.

［4］梁朝朝，夏术阶.前列腺疾病解读［M］.北京：人民卫生出版社，2018.

［5］宋刚.前列腺癌精准诊断与治疗［M］.北京：人民卫生出版社，2019.

［6］李治.前列腺癌早期发现与防治［M］.北京：人民卫生出版社，2016.

［7］李治.前列腺炎与性功能障碍：中青年男性保健必读［M］.北京：人民卫生出版社，2011.

［8］柳青，张冰梅.自我治疗前列腺炎［M］.北京：中国中医药出版社，2017.

［9］夏术阶，孙晓文.前列腺疾病［M］.2 版.北京：中国医药科技出版社，2013.

［10］孙颖浩，崔心刚，王林辉等.揭秘男性前列腺疾病［M］.上海：上海科学普及出版社，2016.

［11］萧进，刘伟山.前列腺疾病的治疗与调养［M］.上海：上海科学技术文献出版社，2018.

［12］李汉忠，李宏军.前列腺炎 197 个怎么办［M］.北京：中国协和医科大学出版社，2014.

［13］宋春生，郭军.名医解惑　良性前列腺增生症［M］.北京：中国科学技术出版社，2016.

［14］王强虎.前列腺病绿色疗法［M］.北京：人民军医出版社，2015.

［16］张亚强，仇长利.前列腺疾病200问［M］.北京：化学工业出版社，2007.

［17］徐涛.专家指导前列腺疾病防治［M］.北京：化学工业出版社，2015.

［18］王昕.男科病妙法良方［M］.北京：化学工业出版社，2016.

［19］宋春生，郭军.名医解惑　前列腺炎［M］.中国科学技术出版社，2016.

［20］李宏军.前列腺炎防治手册：成年男性必须了解的110个问题［M］.北京：中国妇女出版社，2007.

［21］沈元良.名老中医话前列腺疾病［M］.北京：金盾出版社，2012.

［22］周作新，汪玲，王菊香.前列腺炎治疗与饮食调养［M］.北京：金盾出版社，2017.

［23］杨玺.前列腺疾病中西医防治［M］.北京：金盾出版社，2015.

［24］曹开镛.前列腺自述——我的保健与治疗［M］.天津：天津人民出版社，2007.

［25］何乐业.前列腺中话健康——湘雅专家谈前列腺疾病防治［M］.北京：世界图书出版公司，2015.

［26］小柴健.摆脱前列腺疾病的困扰［M］.郎颖，译.合肥：黄山书社，2007.

［27］近藤幸寻.拯救你的前列腺［M］.魏海波，译.上海：上海科学技术出版社，2016.

［28］村石修，远藤文康.前列腺疾病轻图解：消除烦恼的生活处方和治疗［M］.芮一峰，杉本一男，译.广州：广东科技出版社，2017.